餐桌上的抗癌食品系列

# 好吃又管用的 50道抗癌美食

成文武 编著

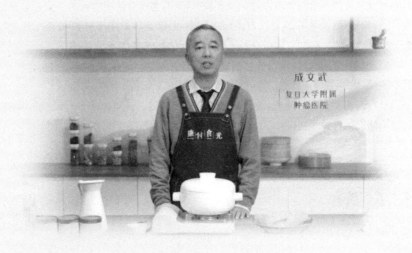

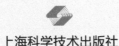

上海科学技术出版社

## 图书在版编目（CIP）数据

好吃又管用的50道抗癌美食 / 成文武编著. -- 上海：
上海科学技术出版社，2024.6（2025.2重印）
（餐桌上的抗癌食品系列）
ISBN 978-7-5478-6663-4

Ⅰ. ①好… Ⅱ. ①成… Ⅲ. ①癌－食物疗法－食谱
Ⅳ. ①R247.1②TS972.161

中国国家版本馆CIP数据核字（2024）第108393号

## 内 容 提 要

生了癌，不能当苦行僧，要吃好喝好。本书推荐50道日常生活中可以常吃的经典抗癌美食。这些美食是作者经过亲身实践"研发"，为符合肿瘤病人的口味而量身定制，有大菜、快手菜、家常菜以及点心、饭、饮品等，大家既可以用手机扫码看视频，照着去做，也可以运用其思路自己"举一反三"，创造新的抗癌美食。

在介绍美食的同时，作者也总结出一些做法小技巧，可供读者朋友们在具体操作时吸取经验，做得更合自己的口味，提高品鉴能力。

食疗抗癌没有固定模式，适合自己的便是最佳的。一年四季，一日三餐，我们与您在健康路上同行！

**好吃又管用的 50 道抗癌美食**
成文武　编著

上海世纪出版（集团）有限公司
上海科学技术出版社　　出版、发行
（上海市闵行区号景路 159 弄 A 座 9F - 10F）
邮政编码 201101　www.sstp.cn
常熟高专印刷有限公司印刷
开本 720×1000　1/16　印张 11.5
字数：126 千字
2024 年 6 月第 1 版　2025 年 2 月第 3 次印刷
ISBN 978 - 7 - 5478 - 6663 - 4/R·3032
定价：78.00 元

成文武医生，名老中医于尔辛教授的学术传承人、关门弟子，是上海市卫生系统跨世纪优秀青年中医师"希望之星"，复旦大学附属肿瘤医院综合治疗科主任。

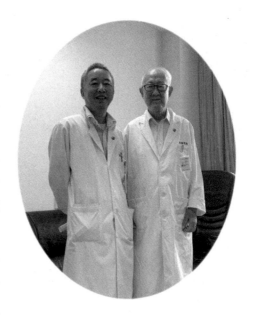

在我们老一辈的肿瘤医务工作者眼中，成文武医生工作勤勤恳恳，认认真真，会动脑子，肯花功夫，吃得起苦，动手能力极强。他不仅完整地继承了于教授的学术思想，还开创了自己肿瘤综合治疗的新理念、新思路。成医生平时特别注重对病人的全方位关怀，尤其在病友们日常饮食上的防癌抗癌科普教育方面更是细致入微。他不断地在电视台、电台、报纸、杂志等媒介广为宣传癌症防治的科普知识，获得过上海科普教育创新奖一等奖，是病友们的良师益友。

这次成文武医生把自己多年的临床实践结合肿瘤病人的饮食问题撰写成书，介绍了较多我们平时生活中常见食物的功效与特点，以及地域性的风俗习惯，同时推出了由他精心打造的50道简便易学的抗癌美食，以冀教会诸位病友在日常生活中如何去吃，如何吃得更科学、更美味、更有营养。最后,他连带着解答了众多肿瘤病友中一些普遍存在的关乎饮食的疑问、误区与忌口问题,可以说是一本实用性较强的科普书,定会有益于广大读者和病友!

我希望这本书能给大家提供十分有益的参考和帮助,我更希望像成医生这样的肿瘤医务人能积极地传播癌症防治的正能量,与我们的病患以及社会各界民众在同癌症做斗争的道路上写下精彩的篇章!

祝大家健康平安!

2024 年 5 月

# 前　言

　　说实话,编写本书的初衷有两个。

　　一个初衷是结合本人 30 多年的肿瘤治疗经验,我发现在临床中,肿瘤病人实际上更为关心饮食问题,毕竟民以食为天嘛! 他们经常会问我有了肿瘤以后应该吃些什么,不应该吃些什么,有哪些忌口,哪些食物对肿瘤治疗有好处,哪些食物有营养,等等。结合自己的一些临床实践经验和生活中的一些食蔬,就想写一本关于肿瘤防治方面的食疗菜谱,介绍一些肿瘤病友们日常可食用的菜肴怎么去做,具有什么功能,对肿瘤康复期或者手术后放化疗期间的病人有哪些益处,因此编写了这本书。

　　大家都知道,目前虽然肿瘤高发,但已不是绝症,食疗与药膳辅助治疗作用大,所以病友们不必做苦行僧。中医药学讲究药食同源,如果能够安排好一日三餐,完全可以对肿瘤的预防和诊治起到一定的辅助作用。再加上大家对这方面问题的关心,我相信这一本拿来就可以用的食疗科普书,会给大家带来既方便操作,又非常实用的防癌抗癌美食。

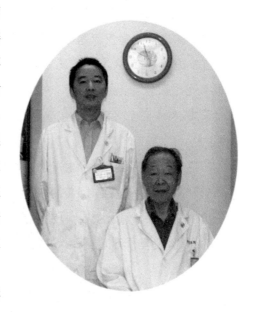

　　另一个初衷,就是本书的撰

写也是为了纪念恩师于尔辛老师(上页图)。于老师在我刚刚踏上工作岗位时就提醒我,做医生不仅要做科研,而且还要做科普。尤其是对病人最关心的问题,要能用通俗的话语给他们一个满意的答复,这样就可以让提问的病人对于肿瘤的治疗更加放心、安心。我谨遵于老师的教导,平常也会关注这一方面的问题,再加上于老师对食疗具有丰富的经验,出版过多部极受欢迎的抗癌食疗书,我时常会去和他探讨一些相关的问题,他也会给我一一指点。壬寅年(2022)年底,他本来是答应给这本书写序的,但是次年(2023 年)年初于老师驾鹤西去,所以就没法再写序了。我只能以这本书的出版来表达对他的怀念,也感谢他在我走上医学道路后给予的莫大帮助!

本书内容主要有两个方面。

一是教大家做一些简易的抗癌美食,相当于快手菜或者是一些比较容易去操作的菜品、汤品和饮品,这样就为大家在实际生活中的养生和康复带来一定的便利之处。中医食疗博大精深,内容很多,无法详尽赘述,我只是讲一些简单实用的东西供大家参照。

还有一方面,就是各种食物的做法。饮食是仁者见仁、智者见智,各有各的特点,相信每一位厨师(病人)会把同一样食材做出不一样的风味。我所做出来的这些美食仅仅是根据本人自身的工作、生活经验,并且通过这些对饮食的理解,给大家适当拓宽视野,方便大家在实际生活中应用。当然也不是在宣扬什么金科玉律,一定要这样或者一定要那样,如此反而会束手束脚,各位完全可以灵活化裁,只是对里面的一些原则问题,适当进行提醒。

扫描书中的二维码显示出来的短视频和美食照片,是由镁信健康与东方临床肿瘤研究中心共同打造的《康付时光》栏目工作人员,为我在现场实操中拍摄并提供,谨致谢忱! 视频中食材的分量和成书文字中食材的分量会略有不同,没有原则问题,不妨碍诸位读者的实操,列位可以根据自己的口味和食欲微调。视频中的讲解和成书的文字也会不尽相同,仅供参考。

诚然,食疗只是在抗肿瘤治疗中的辅助治疗,不能替代肿瘤的正规治疗,它起到的是锦上添花的作用,各位读者不要本末倒置。

当然,本书在编写的过程当中,难免还是会有一些讹误,欢迎大家及时批评指出,以便日后修正。

谢谢大家!

成文武

2024 年 5 月

# 目　录

# 1.来福老鸭煲

《补肺润肺、止咳化痰》

今天教大家一道硬菜。如果碰上节假日,大家有时间通常要吃大菜。许多肿瘤病人喜欢吃鸭子,因为鸭子有补肺清润的作用,我们就来教大家煮这道有营养又有好口彩的美味佳肴。

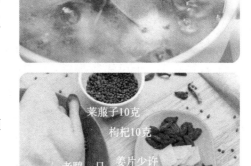

莱菔子10克
枸杞10克
姜片少许
老鸭一只
陈皮5克

【 主要食材 】

老鸭 1000 克,陈皮 5 克,莱菔子 10 克,枸杞 10 克,生姜适量。

【 食材功效 】

陈皮起到消食健脾的作用,生姜起到止咳化痰的作用,枸杞起到补肝补肾的作用,鸭肉有补肺清润的作用。这道菜中最关键的一味中药是莱菔子,俗称萝卜子,它可以通气理气且能祛痰。我们给这道菜起名叫来福(莱菔)老鸭煲,就是想把身体中的肿瘤给去掉,让福气源源不断到来的意思。

【 操作技巧 】

在做这道老鸭煲之前,有几个小的技巧分享给大家。

一个是,我通常喜欢选买的鸭子是养了 2～3 年的,或者时间稍微长一点也没问题。这就是我们所说的老鸭，这样的老鸭煮汤鲜美异常。

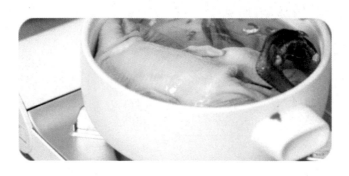

第二个，我习惯把鸭屁股剪掉。老鸭的屁股后面有腺体，味道较浓烈，肯定是要剪掉的，如此口感就会好一点。此外，还有一道工序，撒一些盐在鸭的身上，里里外外翻过来涂抹，涂抹就像按摩一样，把盐分渗透进去。在烧之前先放置腌一会儿，鸭肉就会比较紧实，烧起来就比较香。这样在烧的过程中，就没有必要放更多的佐料了。

第三个，莱菔子什么时候放？一般是在去泡沫的时候，即在鸭汤刚开始沸腾时撇去上面泡沫后放进去。如果考究的话，因为莱菔子比较小，可以用一个纱布袋把它包扎一下，避免在端上菜的时候，汤里飘很多莱菔子，影响美观和食用。很多肿瘤病人会问：在吃中药的时候能不能吃萝卜，或者这个莱菔子会不会影响中药的药效？答案是莱菔子不会跟中药有冲突，也不会解本汤中其他中药的药效。

## 操作过程

把腌制好的老鸭放在炖锅里，摆平，然后放生姜。多放点生姜没问题，因为生姜不但可以去腥，在煮的过程当中其药用成分可以起到止咳化痰的作用，甚至有时候胃口不好的时候，还能起到开胃的作用。如果还有一些恶心呕吐，放了生姜以后有止吐效果，恶心呕吐会缓解。然后放陈皮，陈皮早一点放，因为陈皮可以提香，让陈皮的芳香渗入老鸭肉中。但也不必放多，只要几克即可。接下来适当放点黄酒，可去腥提鲜，其他的佐料就不用放了。

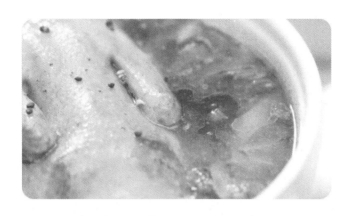

　　然后加满水慢慢炖,炖到老鸭的肉用筷子能插得进去,就算好了,这样会有点嚼劲。当然,鸭肉没有必要炖得太酥烂,肉太烂反而会柴了。一般2～3年的鸭子通常煮2小时左右。

　　我们撇去浮沫后就把菜菔子包放进去慢慢炖。经过2个多小时的熬煮,就可以把枸杞放下去,再烧一刻来钟,美味的来福老鸭煲就好了。它主要的功效是补肺润肺、止咳化痰,建议大家有空时,特别是在节假日,可以尝试做这道硬菜。

　　如果需要更加鲜美的口感,可以在烧的过程中加几片火腿或者几根扁尖,当然老鸭上抹的盐要少点。

　　其他你喜欢的蔬菜,如冬瓜去皮切块或鸡毛菜洗净,可以放进去,调剂出自己喜欢的口味。

**扫码看做菜视频**

来福老鸭煲

# 2.酸汁海参羹

《开胃、收敛止汗,治盗汗》

逢年过节,大家都希望来几道硬菜,今天我给大家推荐的硬菜是酸汁海参羹。用常见的食物来解决常见的症状,是我们推荐菜谱的特色。肿瘤病人较常见的盗汗症状,这道菜可以对症起到收敛止汗的作用。

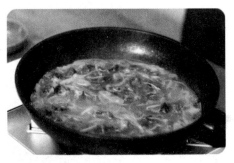

## 主要食材

泡发海参 200 克,五味子 10 克,大葱若干。

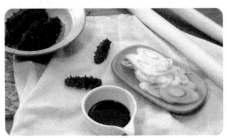

## 食材功效

首先我们用到的材料是海参,海参主要起到补益增力的作用。它富含胶原蛋白和多种营养成分,肿瘤病人在康复期吃海参,可提高自身免疫力,增强抵抗力。

另一味是中药五味子。成语"五味杂陈"中的"五味"指辛甘酸苦咸,这五味都在这一个药物里面,即五味子,主要起收敛养阴的作用。

第三种材料是大葱,大葱起辛香开胃的作用。

因此,这道菜的总体功效是开胃、收敛止汗。

【操作技巧】

　　海参泡发有技巧的。将干海参稍微冲洗，放入无油、干净的容器中，倒入足量纯净水，开始泡发。泡发 24 小时以上，中途每 6~8 小时换一次水，泡至海参胀大，捏起来不再硬硬的，有弹性且能够大角度地弯曲即可。

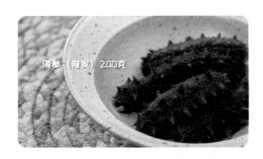

海参（泡发）200克

　　海参泡发后处理的诀窍是要把海参腹部都敉开，敉开以后冲洗干净，切成滚刀块，这样既有嚼劲又能入味。

　　海参泡发好后基本上就是半成品了，如果想要嚼劲大些，海参烧的时间要短些。上了年纪牙齿不是太好的人，海参烧的时间可以长一点，让这道羹适合你的口味。

　　这道菜勾芡时，沿着锅边趁热勾芡。

　　喝时要趁热喝，可以当点心服用，用于平时的调养。

【操作过程】

　　在锅里放点油，不必放很多。锅热后我们放入姜丝和大葱进行煸炒，煸炒到香气出来，大葱变软。这样口感更好，而且没有大葱的辛辣味。有的地方会在煸炒时放点糖以产生焦糖色，这个不建议。因为肿瘤病人不宜吃太多糖，而且大葱烧熟后大多自带甜味。

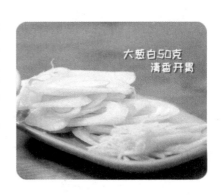

大葱白50克
清香开胃

葱白煸炒一定的时间后放入切碎海参块煸炒,搅拌均匀就可以,使海参吸纳大葱的味道。

一般海参自己没有太大的味道,所以在调味时,佐料不需很多。

我喜欢放点黄酒去腥,放点蚝油增香,再煸炒一下,之后放入五味子,再添水。

水不一定放得很多,多了味淡,少了没有羹的感觉。然后烧煮到海参软糯,用生粉勾芡,淡淡的勾芡就可以收到色香味俱全的效果。

**注意事项**　在平常的生活中,海参是营养丰富的食物,临床上医生要求吃的也不少。

但如果平常胃口不是很好,或者在放化疗当中感觉恶心呕吐时,不建议吃海参,因为不容易消化。

如果肿瘤病人消化功能健全,可以吃海参增强体质。再加上五味子可以起到酸甜开胃的作用,所以这道美味佳肴作为大菜、硬菜,适合在节假日品尝。

这道菜相对来说要花点功夫,毕竟是一道硬菜,也是一道功夫菜,在节假日期间,大家如果有兴趣不妨一试。

扫码看做菜视频

酸汁海参羹

# 3. 米汤金柑水
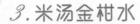

《健脾开胃、理气通气》

今天我给大家介绍一道简单的料理——米汤金柑水。节假日高兴，吃多了后，吃这道抗癌美食可以通气，有很清爽的感觉。这道汤水可以作为开胃的前菜或餐后的点心，还具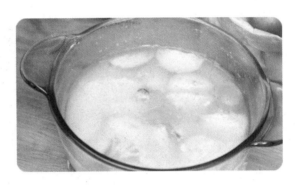有一定的药用价值：它具有健脾开胃、理气通气的作用。

● 病案故事

我和大家分享一个故事，这个故事是在临床中真实发生的。

有一天我看门诊，碰到一个病人是用担架抬着进来的，我就觉得很奇怪，为什么要用担架抬进来？看了她的病历以后，我觉得更奇怪了！因为她的手术很成功，手术以后的治疗也顺利，而且肿瘤属相对早期，为什么会用担架抬着走，很虚弱吗？后来仔细一问，才知道她非常害怕，觉得生了肿瘤以后，这个忌食，那个忌口，结果只吃四样东西，造成营养不良，以致虚弱得躺在担架上被抬进来了。

我看她肿瘤控制得相当好，就鼓励她摒弃那些这个不能吃那个也不能吃的禁忌，希望她能够这个也吃那个也吃。她听了我的话很受启发，先做了这道米汤金柑水开胃，然后就让她儿子烧她喜欢吃的给她吃，样样都吃。一周以后，她来看门诊时是自己走来的；三周后，她不来了，让她爱人来开药。她爱人告诉我，她现在情况很好，就像一个正常人了，上午去老年兴趣小组唱越剧，下午打打麻将，晚上回来烧饭、吃饭、管管孩子等，恢复了健康的生活。到现在 12 年了，没有任何的复发和转移。

**主要食材**

大米 50 克，金橘 4 颗，香橼干 5 片，腊梅花几朵。

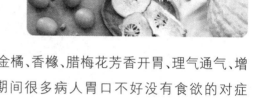

**食材功效**

大米煮粥汤养人（补脾胃），金橘、香橼、腊梅花芳香开胃、理气通气、增加食欲，可针对性用于放化疗期间很多病人胃口不好没有食欲的对症处理。

**操作过程**

食材主要有大米、香橼和金橘，做法简单。首先大米适量淘净后放入锅中，量的多少根据病友的食量调整，然后加水煮。如果能买到优质米，是不需要淘洗的，反复淘洗会洗去一些营养物质，加水煮米汤就可以了。

如果大家看到米汤水锅里面浮出泡沫状的东西，上海人叫作要噗（溢）出来了，就把锅盖掀开。同时为了防止米粘锅底，我们把米汤稍微搅拌一下后慢慢炖煮。

等炖到搅拌起来稍微有点黏性时，我们开始放另外几道食材。金橘，整个放粥汤里面时金橘汁不一定全部释放出来，所以要切成一块块的，这样放下去粥汤比较入味。

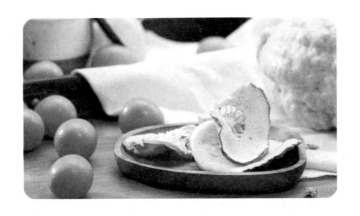

　　这道米汤金柑水还需要放香橼。可以把香橼干掰成条块状放在米汤里一起煮，使有效物质煮出来。放几克即可，不必多放，多放影响口感。

　　另外，香橼的芳香能够增加食欲，有芳香开胃、理气通气的作用。在放化疗期间，很多病人胃口不好，没有食欲，选择服用这种米汤金柑水，可以开胃。

　　芳香的佐料稍后放是让芳香味可以保留，不至于煮时间长了挥发掉。最后稍微放几朵腊梅花下去，进行搅拌，再煮一会儿就成了。

 　　我在这里也提醒大家，一些所谓的忌口，是完全不必要的。对肿瘤病人而言，合理均衡的饮食才是我们真正要提倡的。

扫码看制作视频

米汤金柑水

# 4.虾仁炒莲心

## 《清心安神,治焦虑失眠》

今天给大家来介绍一道快手菜,这道快手菜的菜名就是虾仁炒莲心。

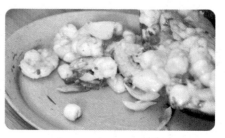

### 〔主要食材〕

虾仁 400 克,莲子 60 克,鲜百合 40 克,枸杞子数粒。

### 〔食材功效〕

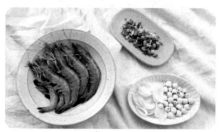

这道美食具有清心、安神的功效,对肿瘤病人在放化疗或其他治疗期间出现的焦虑、失眠症状,有缓解效果。

### 〔操作技巧〕

教大家几个小窍门。莲子吃起来比较硬,可以在水里先煮一下,口感会软糯些。鲜百合也要事先氽烫一下成半熟的。枸杞建议提前泡软,不泡的话影响不大,就是口感稍硬些。

### 〔操作过程〕

首先要处理一下虾仁:去虾线,稍微放少许的盐腌制一下,使虾仁紧实，还可以放点蛋清浆一下定型。为了嫩点可以放点生粉，再放点料酒去腥，稍微拌一下，这样烧好后口感比较好。

然后在热锅里倒点油，让油摊平锅底。肿瘤病人有时会忌讳油放太多，可以根据自己的饮食爱好调整。

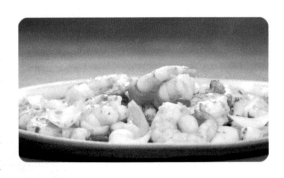

等油中出现小气泡，油温就可以了。然后倒入虾仁，开始煸炒。让虾仁充分受热后加入莲子。我喜欢稍晚些加入百合和枸杞，否则烧得太久容易烱掉。再加入适当清水，烧到六七分熟，放入百合和枸杞。快熟的时候，撒上葱花，颜色更加美观。

这样一盘鲜美可口的佳肴就完成了！它具有清心、安神的功效，对于放化疗或其他治疗期间的肿瘤病人出现焦虑、失眠的症状，有缓解效果，口味也清新。

**注意事项** 莲子中绿色的莲子心有点苦，不喜欢的人可以去掉，但莲子心的清心安神力道大些。此菜不放百合、枸杞也行，也可用鸡头米（芡实）来替代莲子，处理的方式相同，功效类似。

**扫码看做菜视频**

虾仁炒莲心

# 5.鲜芦牛奶饮

《养阴润燥、护胃,治放化疗时的口干舌燥》

今天要跟大家介绍的是一道很简单的甜品——鲜芦牛奶饮。不要看它简单,功效却不简单,它具有养阴润燥、护胃的作用。

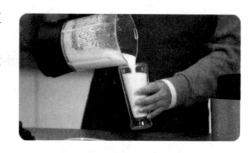

## 主要食材

鲜牛奶450毫升,鲜嫩芦根100克,去皮蜜梨200克。

## 食材功效

这道饮品主要的食材有三种。第一种是十分常见的鲜牛奶,牛奶具有护胃强体的功效,大家应该都很熟悉了。第二种也是大家熟悉的蜜梨,蜜梨具有润肺、止咳、养阴的功效,也是我们常用

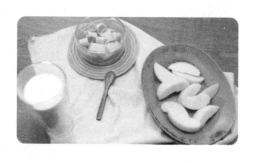

的生津养肺的食材。接下来是一味养阴生津的,既是菜肴又是中药,也可以作为食物中的点心:大家可能不是太熟悉,它就是芦根。我们用的是鲜芦根,我已经把芦根当中的茎去掉了,保留嫩头部分。因为嫩头的口感好,养阴生津的功效也更好。大家如果准备好食材的话,一分钟就能够完成这道饮品,届时你会品尝到一杯美味甘甜的饮品!

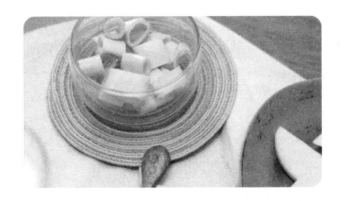

操作过程

　　首先把蜜梨切成滚刀块，放到榨汁机里。然后加入适量切好段的鲜芦根，再放入一杯鲜牛奶。盖上盖子，直接启动榨汁即可。榨汁的时间不宜过长，只要里面的食材全部打碎，融入牛奶中，我们就可以品尝了。这样一杯鲜芦牛奶饮就完成了，可以看到还是有一定质感的。

　　如果要更细腻的感觉，可以过滤一下其中的渣，喝起来有丝滑的口感。

注意事项

　　　一些肿瘤病人在放化疗期间可能会出现口干舌燥的症状，尤其是头面部肿瘤的病人在放化疗期间更加容易出现这些症状，他们就告诉我："医生，我实在是坚持不下去了。"这种情况下，我会建议他们尝试饮用鲜芦牛奶饮，既能缓解部分症状，又可增加营养，病人就能够坚持着把放化疗疗程做完。

**扫码看制作视频**

鲜芦牛奶饮

# 6.番茄炒牛肉

《开胃补营养,治体质虚弱》

今天要给大家介绍的菜肴是番茄炒牛肉。

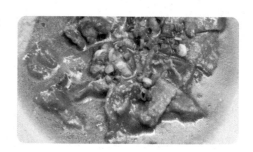

### 主要食材

新鲜牛肉400克,番茄200克。

### 食材功效

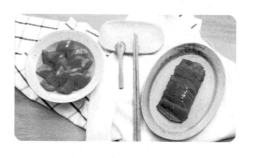

牛肉具有强健体质的功效,而且它的蛋白质等营养成分的含量相当高,不仅适合肿瘤病人吃,而且适合几乎所有体质虚弱的病人食用。番茄也是大家熟悉的,既可以当水果,又可以当蔬菜,一种酸甜开胃的食品。这两样菜加起来还有一个更大的作用,1+1＞2,为什么呢?番茄富含维生素C的酸味,能够把牛肉的鲜味调出来;牛肉能够把自己丰富的营养成分和番茄的一些酸性物质融合起来,激发出更多的美味,让我们人体更加容易吸收其中的有益成分!

### 操作技巧

告诉大家一个窍门,要想把牛肉做得更加鲜嫩可口,有两个注意点:一是油量适当多一些,油温得稍微高一点;二是牛肉切片时要切断其纤维,尽可能切薄片。

牛肉片稍微加点黄酒,去掉腥气,同时也可增加它的香味。再加一点生抽,让生抽浸在里面腌制入味。要想牛肉的口感好,可以适当地撒点生粉勾芡,搅匀,让每一片牛肉都能充分地吸收调料。

放入牛肉,快速煸炒。仅仅只要数秒钟,炒到三分熟即可起锅。锅里再放一点点油,煸炒番茄。在炒番茄的时候,可以用铲子把它压碎,或者切配时切得细碎些。翻炒片刻,放点水,还要加入一个关键的调料,那就是糖。炒番茄是要放少许糖的,口感酸甜鲜美。有人会问,番茄要炒到什么程度呢? 需要把它全部炒成像番茄汁,这样口感能和牛肉融合得更好。

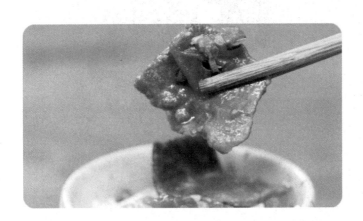

当番茄汁中出现气泡,即可加入刚才煸炒过的牛肉。只需几秒钟,炒到牛肉上鲜红的颜色消失就可以起锅了。配上点葱花,色味更佳。

这道菜品不需要再勾芡,里面就会有最自然的茄汁,你可以品尝到最融合的味道。可以配上一碗喷香的米饭,在米饭上舀上一些番茄炒牛肉作为浇头,一定会让你的食欲大增!

**注意事项** 我们提倡大家坚持纯自然的饮食方式,对于肿瘤的预防和治疗都是一个很好的手段。因为很多的调料含有添加剂才能储藏更久。这里给大家介绍的食谱,使用的调料不多,却依然鲜美可口,前提是要用新鲜自然的食材。这也是平常防癌养生需要注意的,这些菜都具有一定的抗癌和养生作用也是这个道理。

我希望肿瘤病人无论在什么情况下,都要知道饮食是大事,也是在抗肿瘤过程中不可或缺的一个部分。有了良好的饮食营养支持,才能够坚持抗肿瘤治疗,而且康复道路会越走越宽、越走越舒服,所以美食能在抗癌道路上锦上添花!

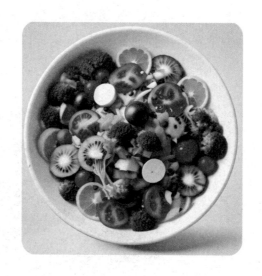

扫码看做菜视频

番茄炒牛肉

# 7.竹叶银花煎

《清热解毒、养阴清心》

今天给大家带来一道竹叶银花煎，是一种地道的饮品。

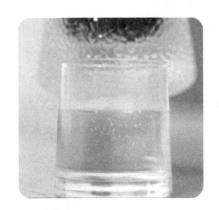

● 病案故事

　　跟各位朋友分享一个故事。我清楚地记得，我儿子刚出生的时候，出现了一个棘手的问题。他出生第二天就满脸长出一个个青春痘，而且随着时间的推移，等到出生以后的第四、第五天，整个脸上已经发展到都是脓疱，并且在发热流水，有明显的感染。我很着急，就到某医院看皮肤科。皮肤科的大夫告诉我，这个是奶癣造成了面部的感染。但是我看着不像奶癣，询问医生是不是能够请他们科的科主任一起来参加会诊，看看到底是奶癣还是青春痘。医生也纳闷这么小的孩子怎么会有青春痘？后来他们的科主任来看了以后说，这是一种特殊类型的痤疮，也就是大家熟悉的青春痘，是母亲在怀孕的时候体内醛固酮增加又无法排泄造成的。

我后来在询问于尔辛老师的时候才知道，事实上在以前很多的孩子刚出生时要喝黄连水是有益的。俗话说的"吃得苦中苦，方为人上人"，这里面是有医学道理的。因为古代的医家认为孩子出生的时候会带着热毒、胎毒，饮用黄连水可以起到清热解毒的作用，但是当时初为人父的我并不知道这个道理。后来科主任开了点激素和其他药物回去让孩子吃，说可以缓解感染和症状。

我拿了药回到家里仔细想了想，这么小的孩子就给他吃抗生素和激素？我心里总是过不去，心想还是用古人自然的方法吧。因此，我根据自己的中医经验，去药房抓了点金银花和竹叶一起熬水给孩子喝。不到两三天的工夫，我儿子脸上所有的痤疮就消退下去了，一周后就变成一个白白净净的大胖小子。因此，今天我介绍给大家这道竹叶银花煎。

### 主要食材

金银花 25 克，竹叶 10 克，炙甘草 3 克。

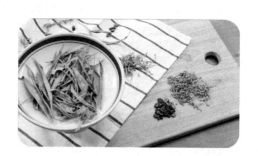

### 食材功效

竹叶银花煎具有清热、解毒、养阴的功效。首先是竹叶，竹叶具有什么功效呢？它具有清热解毒、清心降火的作用，同时还有利尿的效用。另外一味是金银花，金银花具有甘甜养阴、清热生津

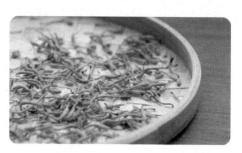

的作用,这也是我们常用的一味中药。在我们的临床当中,经常运用在抗肿瘤过程中病人出现发热的症状时。金银花本身算得上是中药里的"广谱抗生素",抗菌和抗病毒能力颇强。第三个是大家熟悉的炙甘草,具有调和诸味、健脾甘润、退热止咳的作用。

〔操作过程〕

把竹叶放在锅里,然后抓一把金银花,可以根据自己口味适当调节用量。炙甘草只要放一点点就可以了,清苦的食材都会具有一定的清热作用。加水,覆没食材,慢慢烧煮,将其味道和有效物质渐渐地烧煮出来。

这道竹叶银花煎的确具有清热解毒、养阴清心的作用。我的恩师于尔辛教授了解到后颇为赞许,评价说我沿用了古人运用黄连清热毒的相同原理,以银花、竹叶改良了饮用的口感。抗癌食疗药膳就是要有作用,还要符合大众的口味。

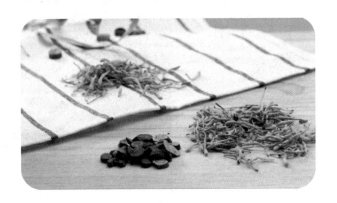

扫码看制作视频

竹叶银花煎

## 8. 三汁饮

《清凉降火,生津止渴,治放化疗上火》

大家听说过"三汁饮"吗?下面我就来介绍一道十分简便的饮品——"三汁饮",可供肿瘤病人在放化疗期间出现各种上火症状时选用。

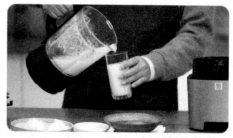

 主要食材

去皮蜜梨 300 克,去皮荸荠 200 克,去皮白萝卜 200 克。

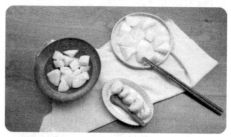

食材功效

看到上文,你可能已明白三汁饮到底是哪三汁,各有什么作用呢?我向大家一味一味地进行介绍。

白萝卜,有利水通气的作用,是三汁饮的重要组成部分之一。蜜梨,有养阴润肺的作用。荸荠,有养胃生津的作用。综合来看,食材中有利气的、养阴的、生津的、养肺的、养胃的。

整体上,三汁饮具有生津止渴的功效。特别对放化疗期间容易上火,出现口腔溃疡、食管溃疡的病人,能够起到清凉降火的作用。这些病人服用后可缓解症状,调理身体,进而坚持完成放化疗。

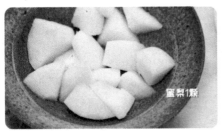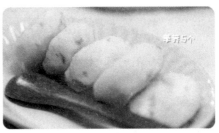

**操作过程**

　　做法相当简单，一分钟就可以搞定。在榨汁机里依次加入切好的白萝卜、蜜梨、荸荠，食材量可以根据个人口味自由调节，某一味的数量增减不会影响饮品的功效。加入适量饮用纯净水，启动榨汁机，一分钟不到就完成了。

**注意事项**　　当然，这"三汁"是经典的"三汁"，也可以用其他养阴生津、含汁液丰富的新鲜食材替代。比如鲜石斛、鲜芦根、猕猴桃、橙子等，甚至可以化成四汁饮、五汁饮、多汁饮，读者朋友们可以灵活应用。

扫码看制作视频

三汁饮

## 9. 鸭血枸杞汤

《养血补血、填精补肾,治血色素低、白细胞低》

今天给大家介绍的是一道汤,名字叫鸭血枸杞汤。

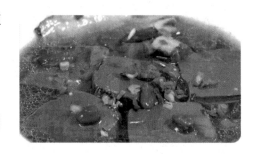

### 主要食材

鸭血250克,枸杞子15克,当归5克。

### 食材功效

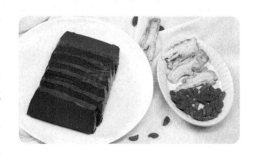

这道汤的主要功效是养血补血、填精补肾。一些朋友会问我,为什么选用鸭血?能不能用其他的血?其实,鸭血、鸡血、猪血都能起到相同的作用。病人有时候忌鸡血,但鸡血嫩;又有人嫌猪血老,腥气重。为了口味通俗化,让更多的病人可以接受,我们选用了鸭血。

### 操作过程

首先,开火热锅,倒油(最好是猪油,入味,用猪油炒过的鸭血煮汤浓香)。加入姜片去腥,倒入鸭血,煸炒到变成咖啡色,即可加入其他佐料。第一个是黄酒,提鲜解腥。另外,放点生抽,加水。一般地说,还可以加入适量当归,增强这道菜补血的功效。肿瘤病人在临床上经过一定的治疗后,容易出现血色素低、白细胞低的情况,加入当归可以帮助缓解症状。并且当归炖煮得稍久一点,还具有一定的甜味。

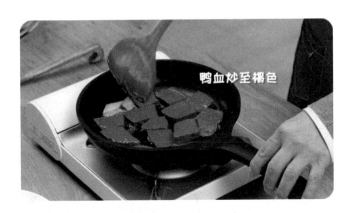

另一味中药是枸杞子,需要在菜肴快做好时加入,因为煮的时间太久容易煮烂。盖上锅盖,焖煮片刻。最后几个关键的步骤:加入枸杞子稍微烧一下,枸杞子具有养肝补肾的作用;起锅时,撒上少许葱花,颜色更美观;最后一步是撒上胡椒粉,既能去腥,还能提香,这一道鸭血枸杞汤就完成了!

**注意事项**　提醒一句,有人看到当归可以补血,就想多放一点,这对于一道菜而言是不可取的!放多了药味浓烈,会影响食欲,适得其反!中药药膳可以起到一定的作用,但前提得保证味道和口感好,能唤起食欲。

扫码看做汤视频

鸭血枸杞汤

## 10.黄芪牡蛎粥

《补气、固涩、敛汗》

今天给大家介绍一道黄芪牡蛎粥。黄芪牡蛎粥主要的功效是补气、固涩、敛汗。我们临床当中经常会碰到一些气虚的病人，一到热天或者平常一活动就大汗淋漓（有时候会出很多的汗），而且总是感觉乏力、气短，所以这道菜是专门为他们量身定做的。

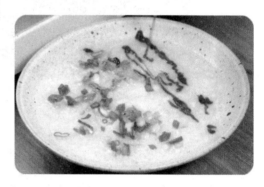

### 主要食材

黄芪 15 克，牡蛎 150 克，大米 80 克。

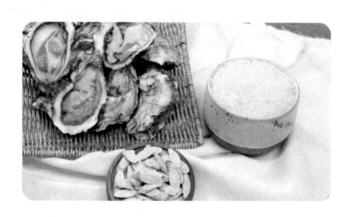

〔 食材功效 〕

食材蛮简单，第一种是我们通常吃的大米，它可以健脾养胃、补中益气。另外一种是我们在补气当中最常用的中药材黄芪，黄芪具有补脾、补气的作用。还有牡蛎，其具有酸敛收涩的性味，它可以敛汗补气，营养价值上有"海洋牛奶"美称。这三种都是关键的食材。

〔 操作过程 〕

首先我们把洗淘好的大米放在锅里，然后加水、放黄芪，搅拌后炖起来。黄芪放多少根据各自的口味，但我们建议放适量，不要把药味盖过了食材本身的味道。在熬粥的同时，我们再把牡蛎处理一下。在挖出来的牡蛎肉上稍微撒一点点盐，撒盐是起到让肉质变得更紧实的作用。再放点黄酒，起除腥的作用。在南方地区，黄酒也是经常使用的一种调料，具有温补的作用。

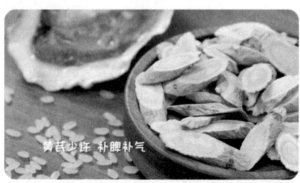

黄芪少许 补脾补气

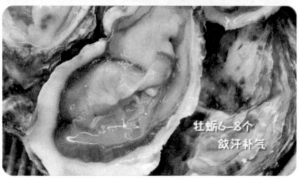

牡蛎6-8个
敛汗补气

等粥差不多烧好了,锅当中的粥汤已经开始一点点冒泡的时候,在里面先放点姜丝,然后把处理好的牡蛎放进去。等到整锅粥又冒出气泡开始翻滚的时候,就可以关火。如果时间再稍微长一点,牡蛎的口感会老一些。整个做法类似于广州的生滚粥,在不破坏食物营养的前提下,激发食材的本味,增进食欲。

最后我们在粥里撒上一些葱花。另外为了增加一些口感,也可以加点生抽或者放点蚝油和胡椒粉,这样一道黄芪牡蛎粥就大功告成了。

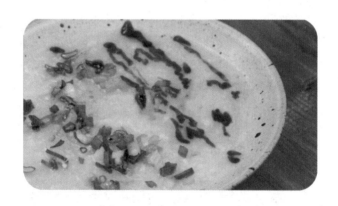

**注意事项** 　在有些地方大家也吃生的牡蛎,但是我们不建议肿瘤病人吃这样生冷的东西。因为有时候他们的胃肠功能不是太好,所以建议他们煮得熟一点。同时,也可以防止把某些寄生虫或者病菌带入病友们本来免疫功能已经不太好的身体里,避免其他并发症出现。

**扫码看做粥视频**

黄芪牡蛎粥

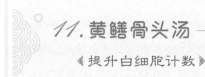

# 11.黄鳝骨头汤
《提升白细胞计数》

今天要给大家介绍的是一道"重中之重"的大菜，也是肿瘤病人较喜欢的经典美食，叫黄鳝骨头汤。这道汤品能提升白细胞计数，对放化疗以后血象下降起到预防和巩固疗效的作用。

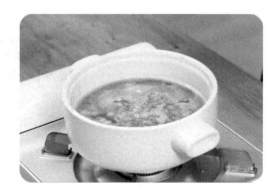

● 病案故事

我原本是上过当的。第一次买黄鳝骨头回家做这道汤，以为不难，就直接清洗后放在锅里加点生姜和黄酒，以为慢慢去熬就可以了。但是，经过两个多小时的精心熬制后端上来喝的时候，发现难以下咽。最主要的是腥气过重，口感、鲜味都没有，更不用说不是想象中的浓汤了，只能倒掉。于是我动脑筋去思考，重新试验，最终才有今天呈现在大家面前的汤品，香浓美味。

　　我把这种做法介绍给很多的肿瘤病人去让他们去实践,最后他们跟我反馈的信息也是这样:他们按照我的改良做法,做出来的汤的确是变得更加美味可口了。另外一个反馈是:的确在我们临床上,当患者做了放化疗以后一些血象下降,尤其是一些白细胞过低的病人在使用一些升白(提升白细胞水平)药物的过程当中辅助了这道美食,升白效果来得更快而且巩固的时间更长。

　　还有一些不是肿瘤病人的食客学会了这道汤的做法,当作养生汤来提高免疫力,甚至在家里宴请宾客,反响甚好。这就是我为什么隆重向大家推荐这道汤的主要原因。

### 主要食材

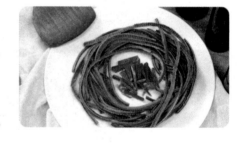

　　黄鳝骨头 450 克,火腿片 20 克。

### 食材功效

　　黄鳝骨头汤的功效是什么呢?补血、养髓、益精是其主要功效。

### 操作技巧

　　黄鳝骨头,我们在菜场里经常能够看得到,大多为了做鳝丝菜肴而剩余下来被遗弃不用了,而对于我们来说是上好的宝贝。一般买回来的同时要把它切成一寸(约3厘米)左右的寸段,再浸泡几个小时,为什么呢?一个是在浸泡的时候增加黄鳝骨头与水的接触面,骨头中的血水和腥味

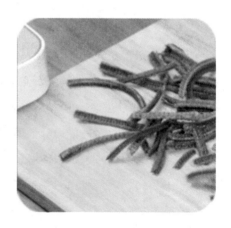

更容易去掉。二是在水中浸泡结束后，我建议大家再放在黄酒里面浸泡1～2个小时，这样就可以去掉很多的腥味。

这两个关键的步骤你一定要事先就做好，而不是一买来黄鳝骨头就直接入锅烧汤。做这道汤可没有这么简单的，每一个步骤都决定了成品是否可口、好吃。

大家一定要记得我讲的每一个小窍门哦！

### 操作过程

前期工作做好后，把锅稍微先热一下。锅热一下以后放一点油，油温升高后再放入沥干的黄鳝骨头段煸炒。同时，我们把姜、火腿片一起放下去煸炒。等一起炒出香味后再放点黄酒。黄酒可以适当多放一点，因为这样不但可以增进香味，而且还可以有一个提鲜的作用。

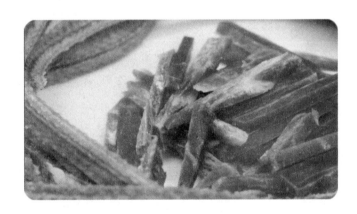

接下来，我们就把这些煸炒好的食材放在炖锅里熬汤。一般需要熬一个半小时到两个小时，这道汤才能够比较入味。

起锅前根据各位的口感，可以稍微再加调料。如果大家觉得吃淡一点也没问题，那么就吃淡一点，因为汤已经浓稠，还有火腿片的咸鲜味。如果大家希望能够稍微重点味道，放点盐也是可以的，但一定要把切好的葱花撒上去，再把胡椒粉撒一点进去搅拌一下，然后趁热喝汤，味道佳。至于里面其他的一些骨头，还有刚才我们切碎的火腿片、火腿丝就不用再弄出来

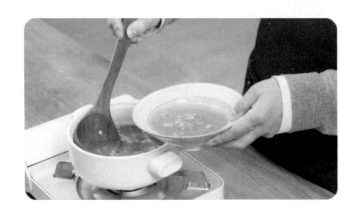

了，能吃的就吃，不能吃的就挑出来扔掉，它们业已完成自己的主要任务了。这样，一份鲜香美味的黄鳝骨头汤也就顺利完成了！

## 特别说明

　　这道汤品，是我在平时的门诊和科普活动中反反复复给较多肿瘤病人推荐的一道菜。因为这道菜在临床上对促进他们白细胞的生成以及对于放化疗以后血象下降可起到一个预防和巩固的作用，实践中也的确有蛮好的疗效，因此这道汤在临床上已经流传好多年了。

　　我自己的父母从80岁后，每年的生日吃的长寿面都是用这道黄鳝骨头汤做的底汤。老两口吃了很高兴，略微再放点鸡毛菜等绿色蔬菜在里面，更符合老年人的特点。

**扫码看做汤视频**

黄鳝骨头汤

# 12.桑葚茯神茶

《补肾安神，治焦虑失眠》

今天给大家介绍一道十分简便的像茶又像汤的饮品——桑葚茯神茶，这道饮品主要具有补肾安神的作用。

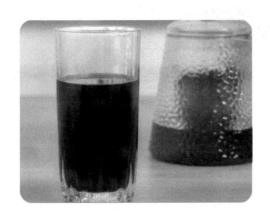

## ● 病案故事

在临床当中，很多病人在肿瘤确诊为恶性或者在肿瘤的治疗中大多有紧张的情绪，晚上睡不着觉，或者血压还有点偏高。可将这道茶煮好以后慢慢喝，静下心思，好好地去品它，会产生安神补脾的功效（中医说忧思伤脾）；同时，还有一些补肾养肾的效果。总体上，这道茶可健脾补肾、养阴安神、明目通便。

我曾有位肿瘤病人，每逢要做肿瘤常规随访复查时，就心绪不宁。

生怕查出复发、转移啥的，辗转难眠。我就推荐他喝这款茶，慢慢地他就没有这么焦虑了。

## 主要食材

桑葚子15克，茯神15克，决明子10克。

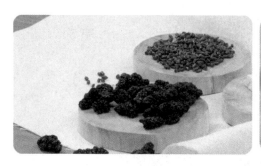
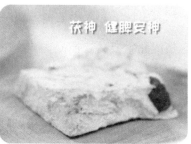

## 食材功效

这三种食材，大家可能有的熟悉有的不熟悉，到底是什么呢？桑树的果子，我们俗称叫桑葚子也叫桑果，我们都很熟悉，其具有补肾养阴的作用；另外一种是茯神，不太熟悉，茯神具有健脾安神的作用，相当于茯苓的内芯；第三种是我们通常比较熟悉的决明子，平常大家吃的决明子茶中就是这个，它具有养肝、明目、通便的作用。对于一些眼目不够清晰，或者是一些血压偏高的病人来说更加有效。

我就把这三种既是中药又是食品的东西放在一起煮一道汤也好、茶也罢，给大家来品尝养生。

## 操作技巧

给各位朋友再做一个小小的提醒，我们用到了桑葚，在煮桑葚的过程当中有一个关键点，千万不能用铁器！也就是说不能用铁锅来烧煮桑葚，因为用铁锅烧了以后，会影响它的功效，而且会破坏其色泽。

〔 操作过程 〕

　　把桑葚放在锅里，把茯神掰开，然后再倒点决明子在里面，放上纯净水，煮开就可以了。

　　茶倒出来后，大家看看它的颜色！看上去有点紫红色，像葡萄酒的样子，可带来一种喜庆的氛围！味道也不错，大家不妨试一试哦！

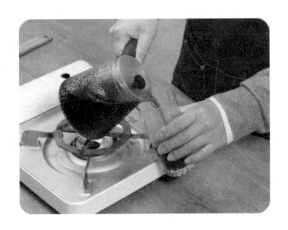

扫码看煮茶视频

桑葚茯神茶

# 13.香菇肉糜山楂羹

《芳香醒胃消食》

今天给大家介绍一道羹,名字叫香菇肉糜山楂羹。

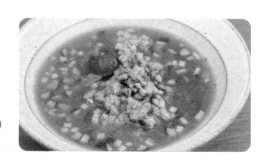

【 主要食材 】

新鲜香菇150克,肉糜150克,山楂干10克。

【 食材功效 】

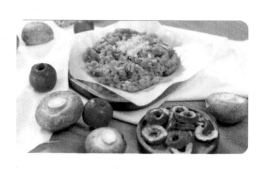

为什么要起这个名字呢?就是因为我们的主食材中有肉糜。肉糜中有很丰富的营养物质,可帮助强健身体。另外一种是香菇,大家也知道其有很多有益的糖肽或者多肽,可以提高免疫力而且有芳香开胃的作用。此外,还有山楂干,可以起到开胃、消食、解腻的作用。

【 操作技巧 】

一般不主张山楂干放得太多,因为山楂干放得太多以后酸性就高,容易对口味产生一定的影响,少放点还可以把前面两种食材的鲜味吊出来。

因为用的是山楂干,所以煮得稍微时间长一点,让里面的有效成分一点点释放出来。

〈 操作过程 〉

先把锅烧热一下后把油放进去,肉糜和香菇可以放在一起炒。香菇要切成碎丁,和肉糜就比较配,只要把它们炒匀,两者有效物质可以融合。炒到肉糜基本上呈现白色以后,就可以放一些调料进去。如放点黄酒去腥提鲜,稍微撒一点点盐,然后再放点生抽,搅拌一下,让这些味道都能够渗透入味。

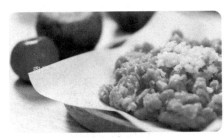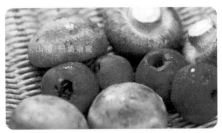

接下来关键的步骤是要放两片山楂进去。放点水翻滚过几遍后,我们就把芡汁倒下去。如果你要再增加一点香味和有一个提鲜的效果,可以略微放点蚝油。当锅沿旁边泛起一点点的气泡,就可以关火起锅盛出来装盘了。出锅后撒上一些葱花,或者香菜叶,或者芹菜叶增色,胡椒粉可加可不加。这一道香菇肉糜山楂羹就这样完成了,吃起来芳香醒胃!

扫码看做菜视频

香菇肉糜山楂羹

# 14. 陈皮鸽子汤

《开胃补气》

今天教大家来做一道比较高级别的汤菜，叫陈皮鸽子汤。陈皮鸽子汤的主要功效是什么呢？主要起到一个开胃补气的作用。

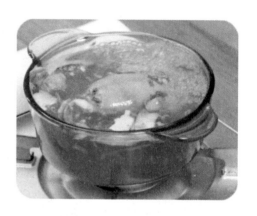

## 主要食材

陈皮 10 克，处理好的干净鸽子 200 克，松茸 10 克。

## 食材功效

第一种食材就是鸽子，鸽子在我们中医眼里有温补的作用，它可以补气养血。第二种是陈皮，陈皮主要起到健脾、开胃、化痰的作用。此外，为

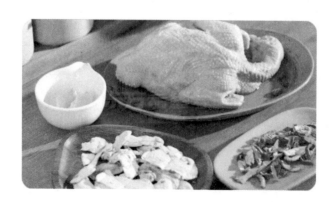

了增加鲜香的感觉,我另给大家增加了点松茸。作为菌菇之王的松茸里面含有多糖和多肽,可以提高免疫功能;还有独特的氨基酸,同鸽子的氨基酸结合,味道鲜醇。对于肿瘤病人来说,松茸是比较合适的药材兼食材。

**操作技巧**

在炖这道汤的时候,大家如果觉得这么多汤喝不掉或者喝不下,怎么办? 我也可以给大家说一个窍门:你也可以蒸着吃,或者是像煲一样用蒸汽煨熟(类似于汽锅鸡)的方法做来吃。这两种做法具有相同的功效,其汤更加浓缩、稠厚一点。

**操作过程**

在做之前先把鸽子处理一下。冲洗干净的鸽子,我一般喜欢先擦一点盐,稍微把它揉搓一下:让盐能够渗透到鸽肉里,到时候它的肉质就会来得更加紧实一点,也更加美味和鲜香。

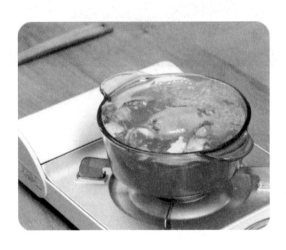

弄好以后把鸽子放在锅里。然后我们在锅里放点陈皮,另外放点姜片起到一个去腥的作用。同时,我们把松茸也一起放下去。再放点酒,稍微提一下鲜,接下去我们把水放进去炖起来。

我们就在旁边等着,让时间慢慢地把这一道汤给炖出鲜味,炖出它的功效来！

陈皮鸽子汤炖好后香味扑鼻！最后放点葱花，让它点缀一下，就可以尽情品尝了。

## 特别说明

在这里我也跟大家分享一下为什么我这次选用了鸽子炖汤。因为有的病人有忌口的想法，比如说有些海鲜、鸡他不愿意吃，我主要是为了各位病友能够接受一些大众化食谱，愿意去接受这样的菜肴。当大家能够更加普遍地去接受一道菜时，这道料理在临床上就能发挥更大的作用。

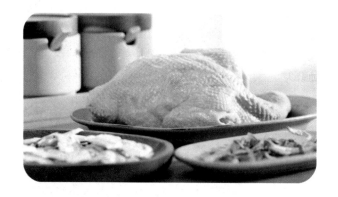

扫码看做汤视频

陈皮鸽子汤

# 15.芹菜小米粥

《养胃护胃、制酸止呕》

今天给大家介绍一道快手菜，名字就叫芹菜小米粥，具有养胃护胃、制酸止呕的作用。

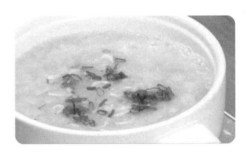

{ 主要食材 }

芹菜 300 克，小米 100 克，糯米 50 克，咸虾皮 5 克，姜竹茹 5 克。

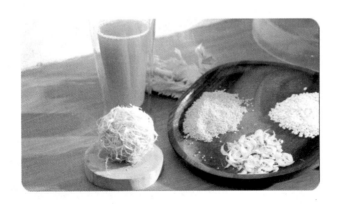

{ 食材功效 }

芹菜芳香理气，姜竹茹在我们临床当中可以起到降逆止呕的作用，小米粥可养胃护胃。我们临床中发现在放化疗期间有一些病人可能会觉得胃部有点不舒服，会有点恶心呕吐、东西吃不下等，服用按这一道粥汤做法煮出来的小米粥后会有很好的治疗效果。同时，也对我们病友们的胃和脾都有一定的养护作用。

（ 操作技巧 ）

和各位病友们再分享一些经验。如果你自己想吃咸一点的口味，可以撒点盐花或者生抽在粥上面，搅拌一下让它在里面融合。如果你想口感更香一点，你也可以淋点麻油在上面，有香喷喷的感觉。同时，麻油还可以起到一定的通便作用。

（ 操作过程 ）

把洗干净的小米倒入锅中，再放入糯米。一般地说，小米和糯米之间的比例，大概小米是二，糯米是一，没有必要把糯米放得很多。糯米放了很多，就掩盖了小米的功效了。糯米只是为了提高粥的黏稠度，增加养胃效果。这样的配比混合，既能够达到治疗作用，又能够起到增加口感的作用。

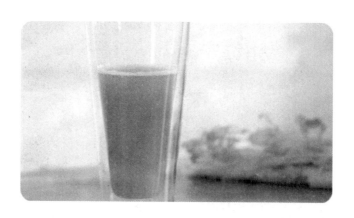

姜竹茹也只要扯一点丝进去就可以了，并不需要很多的姜竹茹。因为姜竹茹在我们临床当中可以起到降逆止呕的作用，并不是要直接吃下去的（吃粥时可挑出来）。然后再把芹菜榨汁倒在粥里，放好水，盖好锅盖煮。先开大火把它给煮沸了，煮沸以后再开小火慢慢再炖着。

这个时候你会问我，你刚才好像忘了还有虾皮没放进去。通常的话，虾皮在粥快要好的时候，也就是起锅的时候再放。这种情况下，让虾皮能够浮在粥上面，粥的口感更加好。如果想要清香的味觉，芹菜汁也可以在后面放，更有清口感。

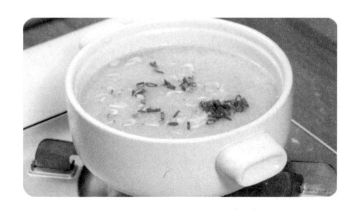

当锅中的粥开始冒泡了，就证明它的黏稠度、热量都差不多了。这个时候我们就可以把咸虾皮给放进来了。虾皮一放了以后，就可以给大家一个海鲜的味道。最后，我们再放点葱花或嫩芹菜叶点缀一下，一股清香油然而生。

在今天的这道粥里，我就不再放其他东西了。因为每个病人的口味各不相同，大家可以根据自己的口味添加一些自己想要吃的东西。

**扫码看做粥视频**

芹菜小米粥

# 16.陈皮肚片羹

《芳香醒胃开胃》

　　今天给大家介绍的这一道菜叫陈皮肚片羹。为什么会介绍这一道羹呢？是因为临床当中，尤其是肿瘤病人在平时，有时候总觉得胃口不好，经常问看看有什么美食好推荐。因此，我多数介绍的美食都是有一定开胃的功效。

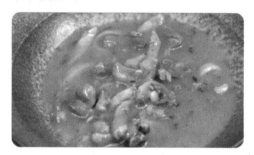

**主要食材**

　　陈皮 10 克，肚片 150 克，香菜叶 5 克。

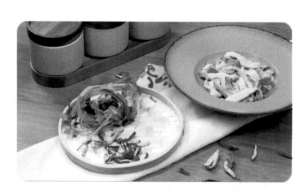

　　第一个食材就是肚片,肚片具有增加营养、开胃健体的作用。我们平常食用比较多的是猪肚,牛肚、羊肚也可,看个人口味。另外大家熟悉的一味中药材就是陈皮。陈皮具有健脾燥湿、化痰、开胃的功效,它和肚片放在一起会增强开胃作用。此外,还有一个就是我们经常用的香菜。香菜要切成末,切得越细,香气越容易散发出来。香菜具有芳香醒胃的作用。

〔操作技巧〕

　　在此有个技巧和大家分享一下。肚片或者肚丝在切的时候要按肌肉纹路的横断面切,切好后在用蛋清或荠汁浆之前先用刀背砸一下它的纹路,砸断其肉质纤维,这样烧好后会嫩些。切小碎块也可。或者先用高压锅或者焖烧锅焖煮也可以,软烂易嚼易消化。

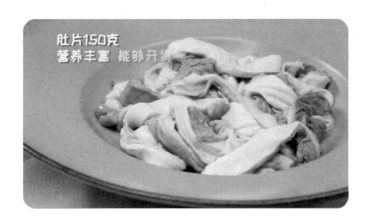

〔操作过程〕

　　把肚片用一点黄酒去腥提香,然后再放点生抽。此外,放一点生粉给它稍微腌制一下。这样一弄,做出来的羹更加来得嫩一些。

　　把锅先烧热,烧热了以后稍微放点油在锅里面,趁热把肚片或肚丝放下去稍微煸炒一下,就可以做我们的羹了。不用煸炒时间很长,只要煸得

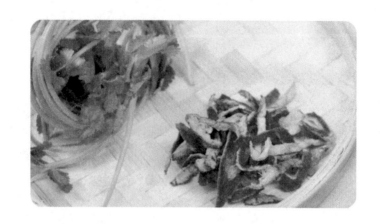

上面那层羹都包裹在肚片上,而且肚片看上去有点收缩就可以了。接下来我们就把水给放进去,同时把陈皮也放点进去煨煮。

一般地说,这个肚肉如果要想稍微有嚼劲一点,煮的时间要短一点,烧个半个多钟头就可以了。

如果有些病人可能牙齿不是太好,那煮的时间长一点。有煮1~2个小时的,这样肚片稍微会煮得酥烂一点,味道也更加能够释放一点,这又是另外一种口味。

起锅时适当放点生抽就可以了,再勾芡。适当加一点胡椒粉,胡椒粉也具有醒胃的作用。这样一道美味的陈皮肚片羹就做好了。

扫码看做羹视频

陈皮肚片羹

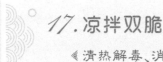

# 17.凉拌双脆

《清热解毒、消暑生津，治头面部放疗口干舌燥》

今天给大家带来了一道快手菜。一道美味的佳肴，它主要起到一个清热解毒、消暑生津的作用，叫"凉拌双脆"。这样的名字很好听，也很好吃。食材和做法都很简单，一学就会。

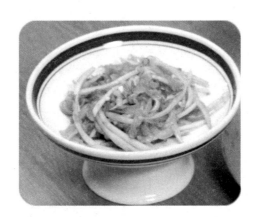

● 病案故事

我怎么会有这样一个灵感呢？主要是有两个原因。一个原因就是我们小的时候经常吃西瓜，西瓜吃了里面红色部分以后还余一层白颜色的内皮。当时父母是不舍得扔掉的，常用来给我们腌酱菜吃。

我请教了我的老师，我说这个东西吃起来有什么功效？我老师就告诉我，它可以起到一个清热解暑的作用，而且能够生津，很爽口。大家比较熟悉的西瓜霜的制作方法,基本上就是借助西瓜皮提取出来的。

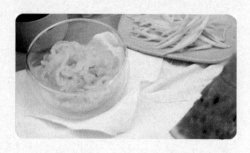

　　所以我听进去这个话以后,就经常想到这样一道菜。在临床上我经常会推荐我的病人去食用。尤其是一些正在放化疗,特别是头面部放疗的这些病人,他们经常会感觉到口干舌燥,有一种火热感,吃点这样的凉拌菜能够明显减轻上述症状。

## 主要食材

　　去瓤和外皮的西瓜内皮 250 克,海蜇切丝 300 克。

## 食材功效

　　第一种食材是海蜇皮。海蜇具有清热利尿、软坚散结的作用。另外一种大家更是常见,特别是在夏天。那就是西瓜红瓤和外面脆皮当中的一层白颜色的内皮。有时候大家不用这层皮,直接丢

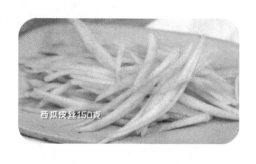

西瓜皮丝150克

弃了,蛮可惜的。我们把它削下来切成丝,之所以切成丝是让它和海蜇丝这两者能够互相融合起来,吃起来能够有清香脆口的作用。今天我们只是挑选了这两种食材,你也可以放点比如说萝卜丝,或者其他的一些清凉爽口生津的食物,都可以一起拌。海蜇皮也可以用海蜇头替代,大家可以参照选用。

〔 操作技巧 〕

在切西瓜皮的时候，不要把红色的瓤切进去。虽然红色的瓤有丝丝甜意，也是可以吃的，但拌好后的脆爽感会打折扣。当然，如果病人喜欢甜口的带着些红瓤也没问题。

〔 操作过程 〕

我们就简单地来制作一下。把切成丝的西瓜皮用少许盐腌制几分钟，让西瓜皮更爽脆而不失原有味道。然后和海蜇丝一起来凉拌，放点生抽就可以了。

如果有些病人愿意吃带点酸的味道，可以稍微滴两滴香醋在这个里面，因为酸味有时候可以生津润喉。另外，可以加点麻油，增添香味。你如果再想要口感好一点，可以再放点葱花上去，这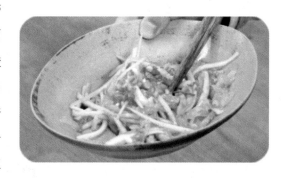样形成了色香味俱全的口感。香醋放多放少是根据各位的口感而定。就这么简单！只要你把食材准备好，1～2分钟就能够把这一道美味佳肴搞定了！

**扫码看做菜视频**

凉拌双脆

## 18. 凉拌木耳

《润肠通便，消暑》

今天我们来做一个快手凉拌菜——凉拌木耳，比较适合夏季，是适合在闷热的暑天食用的一道好料理。

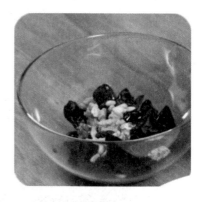

【 主要食材 】

黑木耳 300 克，桃仁 15 克，松仁 10 克。

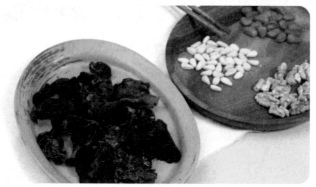

【 食材功效 】

黑木耳具有清理肠道、养血、润肠通便的作用。润肠通便是我们在临床上很重要的一个治法。很多肿瘤病人，尤其是用过一些像 5-氟尿嘧啶（5-FU）等化疗药物的病人；或者是放疗后，大便老是有秘结的现象，经常会不通时,我们的病人就会问,到底用什么样的食疗法来解决这个问题。凉拌木耳就是一个特别对症的菜。此道凉拌菜的主要功效就是润肠通便和消暑。

〔 操作过程 〕

这道凉拌食物,东西很简单,简单到什么程度?从主菜上来说,只有一味,就是常见的黑木耳。黑木耳用水泡发,煮熟软,趁热再用冰水冰镇一下,糯中带脆。

为了增加疗效,另外还有两种可附加的坚果仁。一种是核桃仁,核桃仁有活血、润肠通便的作用,我们把它放在里面,到时候一起拌一下。另一种是松子仁,松子仁油脂度高,也能起到润滑肠道的作用,同时它还有提香的效用。因此,在凉拌的过程当中,加坚果仁可以增进我们的食欲和口味,放多少可以自由调节。

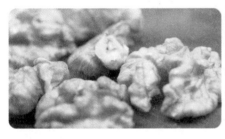 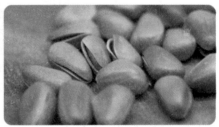

最后,只要放一点生抽酱油就可以了。也可以再放一些香油,也就是我们常说的麻油。麻油也起到一个润滑肠道的作用,便秘时我们也会建议病人稍微喝点麻油,这样能够起到一个很好的通利肠道作用。

**扫码看做菜视频**

凉拌木耳

## 19.牛奶香蕉杏仁饮

《润肠通便》

今天给大家推荐一道比较简约的料理,叫牛奶香蕉杏仁饮。

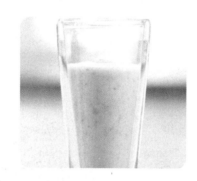

● 病案故事

　　我在临床当中,经常会碰到很多肿瘤病人或者老年人说有大便秘结的情况。他们经常就会问:"医生,我们吃哪些饮料通便比较好一些?"我自制了这款饮料后发现效果不错,就推荐给病人也尝尝。

主要食材

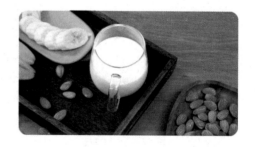

　　鲜牛奶 450 毫升,香蕉一根,甜杏仁 10 克。

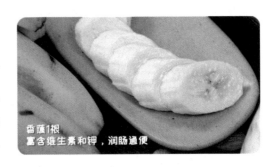

香蕉1根
富含维生素和钾，润肠通便

### 食材功效

这道料理有什么功效呢？这道料理中的三种食材，都有润肠通便的功效。一种是新鲜的牛奶，牛奶具有养胃、生津、润肠的功效。另外一种是有我们经常吃的香蕉，含有丰富的维生素和钾，同时也有一定的润肠通便的效果，所以两者加起来疗效就增加且更加美味一些。杏仁作为第三种在当中起到一个润肺通肠的作用。

### 操作过程

我们在打汁机里把牛奶放进去，香蕉切成块后根据大家的口味多放一点，甜杏仁放几片就够了，能增香。

打汁机打一会就好，一杯可口、美味的牛奶香蕉杏仁饮就呈现在你的面前了！

权当一款美味的下午茶饮料，也是很惬意的味蕾享受！

**扫码看制作视频**

牛奶香蕉杏仁饮

# 20.佛手豆蔻露

《消胀消食》

今天给大家介绍一道佛手豆蔻露。佛手豆蔻露能起到什么作用呢？它可以起到消胀消食的作用。

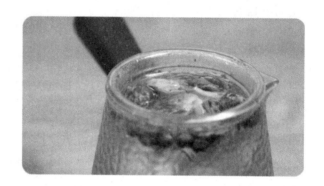

● 病案故事

肿瘤病人在日常生活当中，很多人经常有腹胀的现象。尤其是消化系统的肿瘤病人，有时候觉得胀得很难受。这个饮品就是想解决腹胀这方面的问题。我动脑筋调制了这款茶露，曾给一些病人试尝，反馈意见都说不错。

〔主要食材〕

佛手10克，豆蔻3克，玫瑰花10克。

第一种食材是佛手。佛手在中药材里面的功效是可以起到疏肝、理气、解郁的作用，所以是应对消胀很好的食材。第二种食材是豆蔻，豆蔻也可以起到醒胃、消胀、理气的作用。

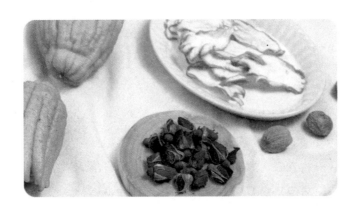

我们事先把豆蔻捣成粉末状，使其更容易发挥作用。豆蔻不一定要很多，一般几克就可以了。为了增加一点效果，我还给大家准备了玫瑰花。玫瑰花起到什么作用呢？它起到活血、养血、理气

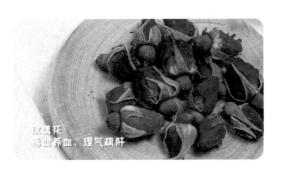

玫瑰花
活血养血、理气疏肝

的作用，又有疏肝解郁的作用。我们很多的化疗病人，尤其是用了像5-FU等代谢类相关的一些化疗药物以后，皮肤的颜色会变得又深又黑，玫瑰花可以养颜美容。

我们就先把佛手片放在煮锅里面。佛手片只要放个两三片就可以了，放的太多大家可能会感觉到它有一种苦味。如果是新鲜的佛手会带有一股清香。此外，我们可以多放几颗玫瑰花，因为这个玫瑰花可以起到养血、

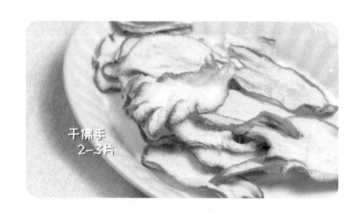

干佛手
2-3片

疏肝、理气的作用。

因为是露,实际上没有必要放很多的东西,我们就等着它煮开。煮开以后,希望大家能够稍微多煮一段时间,把有效成分多煮出来些。这个时候再把豆蔻粉放进去,这叫后下,保证豆蔻能芳香醒胃。等再煮五六分钟就可以了。中药但凡需要后下的,都是相同操作流程。

如果有的病人说,觉得这个还不够有味道,煮锅里面可以适当滴几滴蜂蜜。蜂蜜可以增加甜润度,另外也能够起到一定的润肠作用。这样这道佛手豆蔻露基本上就完工了!

## 特别提醒

再次提醒大家,如果你觉得口味想吃甜一点,可以稍微放点蜂蜜在里面。但不能多放,否则会减弱理气功效。其他的调味料就不建议放了。

扫码看制作视频

佛手豆蔻露

# 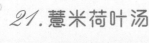 21.薏米荷叶汤

《清凉解暑湿》

今天给大家带来一道很清凉的汤。在炎炎暑夏,这道汤是很应景的一道汤,叫薏米荷叶汤。

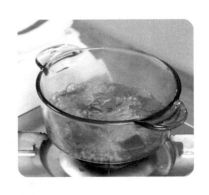

## 主要食材

薏米100克,干荷叶30克,薄荷3克。

## 食材功效

薏米我相信大家已经很熟悉了,就是我们所说的薏苡仁,也叫米仁,通常多数叫米仁。米仁具有健脾、利湿、消肿的功效,尤其是有消暑湿之肿的功效。除了夏日,其他季节也是可以服用的。

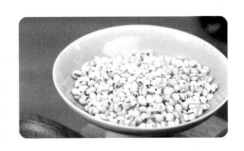

薏米也可以放在多种食材里,比如放在粥里、绿豆汤里、赤豆汤里,都会起到相应的作用。平常来说,很多女同志或者女病人,总觉得脚面、脚背稍微有点肿,说湿气很重;或者是为了增加利尿、排水的功效,适当地吃点薏米汤,也会起到蛮好的效果。

还有一个就是荷叶。这个荷叶已经是晒干的荷叶,有清热、利暑、消暑的作用,新鲜的荷叶功效更强。甚至我们如果煮得好,可以起到醒胃、开胃

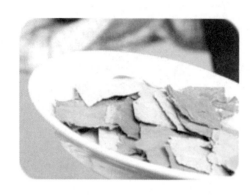

的作用。事实上,大家如果吃过江南地方的一些菜肴的话,里面还有很多是用荷叶做的,比如说我们吃的"叫花鸡"就是用荷叶包裹的。

当然,整个莲科植物还有一个很重要的功效,就是我们目前看不出的这种情况。什么叫看不出的这种情况?大家想想莲下面结成果实的根是什么?它就是藕。我们生吃这个藕有清凉开胃的作用,如果我们把这个藕煮熟吃的话,那么就有健脾开胃的作用,这两者还是略微有点差异的。荷叶、荷花、莲藕、莲蓬、莲子心,一身都是宝。

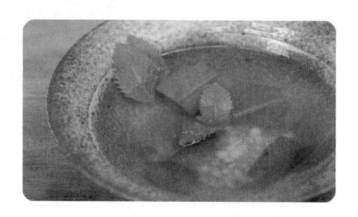

既然是炎炎夏日,大家要是想吃得更加清凉爽利,再给大家推荐一味中药,它是什么呢?它就是薄荷。薄荷具有清凉利暑的功效,而且它有挥发性,让你闻到一种清香。所以很多我们喝的饮料里面,也会或多或少地加一点薄荷,让你拥有清凉的感觉。薄荷要是新鲜的,味道很突出,量少点没关系,有几克就行了。

〔 操作技巧 〕

在这里,跟大家讲一个小技巧。如果大家为了提高这个薏米荷叶汤的疗效，可再加一种具有补肾养阴功效的食材。荷花开出来后结的莲蓬，莲蓬中的莲子就具有补肾的功效，所以也可以放一些莲子在这个汤里的。

放薄荷因为芳香容易挥发，又要有清凉的效果，通常需要后下。

〔操作过程〕

上述三种食材清洗干净备用。前两种食材一起煮粥，当我们闻到荷叶香味阵阵飘起，我们就把薄荷也放下去。如果大家还想让薄荷的香气更加浓郁一点，可以在下锅的时候稍微揉搓一下。揉搓一下的目的是让薄荷的挥发油更好地挥发出来，然后把它一片片地放入锅中。

这一道美味清凉的适合夏季的薏米荷叶汤，人人喜欢，要多喝几口哦！

待会这道汤煮好以后，你也可以略微根据你自己的口味，去加点冰糖也好，加点砂糖也好，或者加点蜂蜜也好，只要量少点是没问题的。

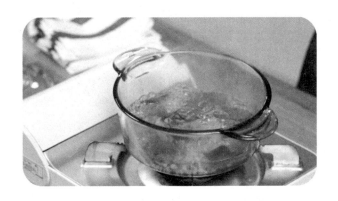

扫码看做汤视频

薏米荷叶汤

## 22.丝瓜螺肉汤

《理气化痰,利水消肿》

在炎炎的夏日,可能有些病友们会出汗,会出现水肿,会有人想消暑。我来教大家做一道丝瓜螺肉汤来改善症状,增进营养。

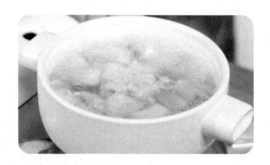

● **病案故事**

这道汤的灵感来源于一个酷暑夏天。我去杭州净慈寺吃素斋,喝了他们做得最素的一碗汤。那种清淡而美味的感觉一直萦绕在我的脑海,几十年了都依然清晰记得其味道。它的食材和做法也简单,就在沸水里加几片丝瓜、西红柿、黑木耳和几粒盐、几滴麻油,端上来就让你欲罢不能。这次我略微改了一下,放了螺肉,相当美味。

〔 **主要食材** 〕

去皮丝瓜250克,螺肉150克,白萝卜200克。

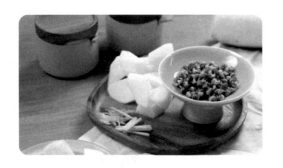

【食材功效】

我们这道汤的食材也是很简单的。一个就是丝瓜，丝瓜在我们中医里的功效有宣肺、利水、化痰。另外一个荤菜是螺肉，螺肉也有消肿、利水、平肝的作用。这两道菜混在一起，一荤一素的搭配就显得很均衡。当然有的病人会跟我说："医生，我在炎炎暑日里很难受，还想通通腑气，加点什么东西比较好呢?"我又准备了一些白萝卜，它有理气、消肿、利水的功效。这三样东西混合在一起，能够做出一道很美味的料理来，大家就看我如何操作了。

【操作技巧】

教大家一个处理螺肉的技巧。如果觉得吃螺肉有点腥，可以适当地放一点黄酒，将它稍微浸泡一下。螺肉被这黄酒浸过以后，待会儿烧出来你会感觉有一种特别芳香的味道。

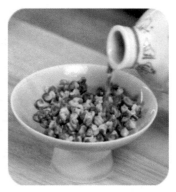

【操作过程】

螺肉我们先处理一下。一般地说，大家把螺肉取出来以后会有点硬实，特别是烧好以后会更硬实。所以制作前要用刀背把螺肉先敲一下，敲断其筋与肉质纤维，敲好以后它的肉会有点松软。经过这一系列的操作后,螺肉最后截横断面切成薄薄的片备用。海螺肉的操作方法也是同样原理。

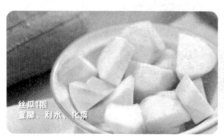
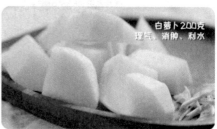

我们开火安锅,把水倒进锅里去。在这个过程中,我教大家一个顺序:我们先把切成滚刀块的丝瓜和白萝卜给放进锅,让它们先炖起来,后面我们再放螺肉。为什么要有这样一个顺序? 因为这样一个顺序,主要是让螺肉不在锅里面煮很长时间。因为煮的时间长后螺肉可能会柴,会有点老。煮的时间越短,你感觉它的新鲜程度和口感会越好。

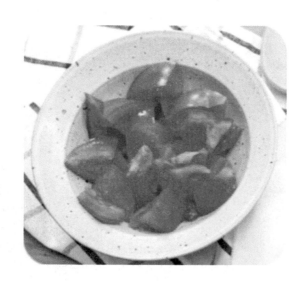

在这道汤当中,我要告诉大家的是,一般像螺肉、丝瓜,还有白萝卜,如果大家想吃西红柿的话也可以放在里面,颜色上还会调一调,变成红颜色,可能还会酸甜可口一些。这些食材都含有丰富的维生素和钾离子,在炎炎

的夏天当中，大家出汗可能比较多的情况下，补充钾离子是一个很好的保健方法。

此汤总的功效是理气、消肿、利水。有时候，特别是一些上了年纪的女同志，她可能在家里坐得久了以后，脚踝可能还有点稍稍水肿的状态，我们到时候喝点这个汤，症状会有明显的改善。另外还有一个好处，因为毕竟丝瓜、萝卜还有润肺利咽的功效，它可以起到宣肺化痰的作用。

煮丝瓜、萝卜的水开了，接下去我们就把螺肉也放到锅里，一起给它稍微煮一下，来调调鲜味。同时，我们放点姜去腥，等会大家吃的时候，会感觉这个汤还是相当的清口。我们很多的病友，在放化疗期间，会感觉胃口不是太好，再加上炎炎夏天，可能胃口更不佳了。这时放点姜在里面，可多可少，会有止呕的效用，甚至有开胃的作用。放点盐下去，就可以了，不必要很咸。因为大家也知道，太咸的东西，在我们的放化疗期间，吃了会感觉有点不舒服。尤其是一些放疗的病人，口腔有溃疡，太咸的话，有可能吃了就会感觉有点痛。

最后，我们可以少量放点胡椒粉。因为放胡椒粉的好处就是可以提鲜，另外一个也可以开胃。这样我们这一道菜就大功告成了！起锅的时候，我们再放点麻油，有一种香香的味道，把葱花给撒上去，绝美绝味！

大家不妨尝试一下这道鲜香、美味的螺肉丝瓜汤。如果夏天大家喜欢吃冬瓜的话，也可以用冬瓜代替白萝卜，功效差不多的。

**扫码看做汤视频**

丝瓜螺肉汤

# 23. 百合绿豆汤

《清热养阴生津,治放化疗热毒》

今天要给大家介绍的是一道再简单不过的,在夏日里大家都能喝得到的饮料,它是什么呢?是百合绿豆汤。苏州地区一些老城厢到现在还保留着这样一道差不多的绿豆汤的做法,做得很有味道。

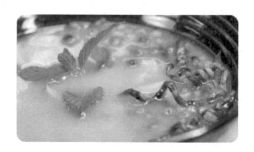

## 主要食材

新鲜绿豆200克,新鲜百合50克,石斛干品3克(鲜品30克),鲜薄荷3克。

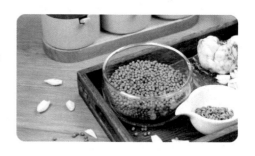

## 操作技巧

教大家一个小技巧,我建议大家可以在新鲜的薄荷放下去的时候稍微揉搓一下。因为稍微揉搓一下的话,它的挥发油会被你全部激发出来,那真的是清香得不得了的味道。

## 食材功效

大家也知道,绿豆是夏令饮食当中较佳的清热解暑食品之一。它可以在夏季给我们带来很多的清凉，绿豆还有利水的基本功效。百合也是一个清凉的食物，它主要有清肺、利咽、化痰的功效，同样是一个很好的夏季时令食物。

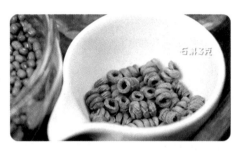

光这两样你可能以为就没什么太大的新意，那么我还要告诉大家一味食材。肿瘤病人在放化疗期间，为了提高免疫力，同时为了增加养胃生津、养阴增津的功效，我还准备了一味好的药物，是什么呢？是石斛，就是我们听说过的铁皮石斛的茎，就是上图中这个样子的。其又称枫斗，传说中白娘子为许仙盗仙草，不是灵芝，而是野生石斛。

此外，还可以教大家再放点东西，如我们常见的一种植物叫薄荷。薄荷可以用在很多的地方，大家对薄荷最大的了解就是它有清凉、疏风、解腻、疏肝等功效。它在口中有一种清新的感觉，尤其适用于那些有口腔溃疡疼痛的病人，加入汤中更加来得比较适宜。

## 操作过程

我们在锅里把水放下去，把绿豆也放下去。绿豆事先都已经洗过了，所以大家完全可以放心地吃，然后把这石斛也放进去。接着就可以开火慢慢煮了。百合要等到绿豆煮开了稍微变色了才放，早放容易煳掉。

煮绿豆的水已经开了，我们就可以把百合放进去了。当这个绿豆汤已经烧了差不多九分熟的样子了，这个时候我们把薄荷放下去，不一定要放得很多。薄荷还有一个作用，就是清肝明目的作用。再烧一分多钟就好了。

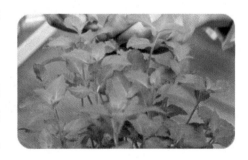

为什么一开始的时候没有把薄荷就放下去煮呢？就是因为要在百合绿豆汤最后起锅之前，也

就是起锅前几分钟才可以下薄荷,这种做法在我们中医里面是有讲究的。芳香的东西,如果在水里煮的时间太长,这些芳香的物质就有可能全部被挥发掉,因为它散发出的芳香味道是由其所含的挥发油挥发出来的,挥发走了功效就减退了。

这时候我们的病友有可能会跟我说:"医生,怎么一点味道都没有? 不好吃。是不是能够加点糖,尤其是对于我们肿瘤病人来说,能够加点糖吗?"没问题,完全是可以适当地去加一点糖! 只要不是太甜,你也不是有什么内分泌疾病或者糖尿病等的病人,完全可以适当地放一点糖在里面来调剂口感。

那么糖有多种,一般加哪些糖比较好? 通常的话,我是建议稍微加一点蜂蜜。蜂蜜也是有清凉的作用,它不仅清凉而且有通便的作用。当然,一般性的冰糖也是可以稍微放一点的。这样一道百合绿豆汤就大功告成了!

## 特别提醒

这里提一下,我不推荐我们的肿瘤病人去吃冰镇的百合绿豆汤。哪怕病人说冰镇的绿豆汤口感更爽,我个人认为还是常温较合适。因为什么呢? 有时候吃得太凉,可能会适得其反。虽然在放化疗期间中医认为热性、热毒比较多,甚至一些有口腔溃疡的病人在有点痛、有点热的情况下,吃冰镇的可以起到很凉快的作用,但这冰镇对于肿瘤病人来说也是一种刺激。

当然你在康复期就没有问题了。在炎夏季节吃的时候稍微放点冰块,微微有点凉意的这种情况下,口感会不错的,也满足了暑夏的口欲。

**扫码看做汤视频**

百合绿豆汤

# 24.石榴杨梅饮

《收敛固涩、止泻,治放化疗时腹泻》

今天给大家带来的是一道饮品,这道饮品叫什么呢？它就是石榴杨梅饮。

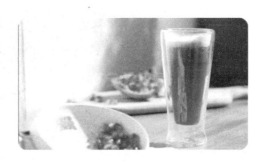

## 主要食材

石榴1~2只,新鲜杨梅8~10只。

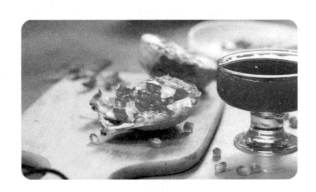

## 食材功效

石榴杨梅饮到底有什么功效呢？大家看一下我们的食材。首先,我们的主食材是石榴,它主要的功效是收敛固涩、止泻。杨梅也是大家熟悉的水果,它主要的功效是生津开胃、收敛止泻。

**〔操作过程〕**

我们预先准备了杨梅的汁，就是我们事先已经把杨梅打成汁了。所以，待会儿我们很简单地就把这两道食材加在一起，打造成我们今天的石榴杨梅饮。

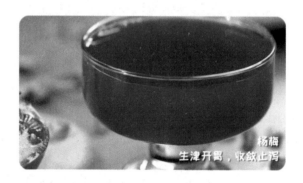

杨梅
生津开胃，收敛止泻

这个操作实际上是很简单的，只要家里有一个打汁机就可以很简单地把它操作完成。我们先把石榴籽挖出来放到打汁机里打汁。杨梅我们已经事先处理过了，它基本上也是一种汁了。如果你手头真有季节性的新鲜杨梅的话，也就是在五六月份正好是杨梅上市的时候，你也可以把杨梅去核直接放在石榴汁里一起打汁。

很快我们就把这一道石榴杨梅饮就打好了。如果你也在做的话，你一定会闻到石榴汁和杨梅汁放在一起的一种酸甜鲜香的味道。这种酸甜鲜香的味道混合在一起，非常诱人。特别是在炎炎夏季，如果肿瘤病人感觉嘴巴比较干燥或者浑身感觉有点发热的话，完全可以饮用这道石榴杨梅饮来改善症状。

还有一个好处，可能有些病人在放化疗期间会拉肚子、有腹泻，只要不是细菌性腹泻所造成的，饮用这道石榴杨梅饮也许会起到很好的生津、止泻的功效。

**〔特别提醒〕**

提醒一句，杨梅和石榴越新鲜越好吃。杨梅在制作前先要用盐水浸泡一下,可以去虫、消毒(杨梅只有在一种情况下不需要盐水浸泡消毒,那就是直接浸泡在高度白酒中做杨梅酒)。不新鲜的杨梅千万不要吃!

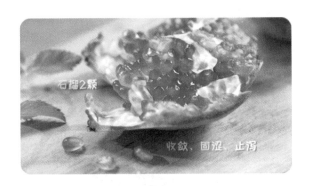

做这道饮品,我建议大家把杨梅的核给去掉后再放在打汁机里面打汁,免得打汁的时候不方便。石榴籽则不用去核。同时,也可能要稍微再加一点矿泉水。如果液体少,里面很干的话,也是不大好打,放多少水看你想喝多少而定。

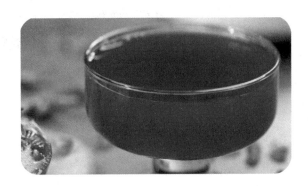

扫码看制作视频

石榴杨梅饮

## 25.黑鱼豆腐汤

《健脾强身、制酸,适合肿瘤康复期》

今天给大家带来一道相对来说的大菜、硬菜,是什么呢?大名叫黑鱼豆腐汤。

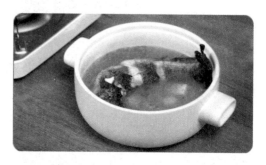

### 主要食材

黑鱼 500 克,豆腐 250 克。

### 食材功效

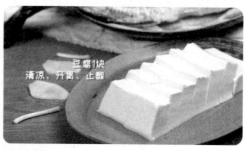

来看食材。黑鱼是我们肿瘤病人在康复期间,特别是在手术以后、放化疗以后,如果觉得体质比较虚弱,吃黑鱼或者黑鱼汤的话,可有强筋健骨、补脾的作用。黑鱼的蛋白质含量又是所有鱼类当中较为丰富的。对肿瘤病人来说,我一直提倡大家要吃一点富含高能量、优质蛋白质的鱼类食品。黑鱼就是其中之一,也是较常食用的淡水鱼之一。

另外一种食材大家也比较熟悉,就是豆腐。豆腐的作用是清凉、开胃、制酸。因为有时候病人可能在做了化疗以后,感觉有点恶心、呕吐、反酸,那么我们这时候建议吃点豆腐的话,会有很好的制酸效果。

黑鱼入锅油煎好后，倒入煮汤的水是凉水好还是温水好？一般而言，稍微有点温度的水，煮出来的鱼汤会更白一些。

操作过程

黑鱼在菜场里买来时已经收拾好了（黑鱼比较凶猛难杀，自己杀很难搞得清爽），那么在这时只要在它的背上划两刀。划两刀的作用就是待会在煮汤的时候，盐等配料就更容易渗进去。

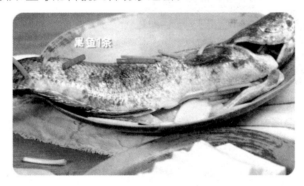

我们在锅里倒一点油，不必要倒很多。为什么？因为有些肿瘤病人说我们在放化疗期间油腻的东西不一定吃得下去，就不用放很多的油。把姜片先放进来稍微煸炒一下。姜片还有一个好处就是针对这种恶心呕吐或者胃口不开的病友，用这些生姜片的话，能够起到止呕、开胃的作用。另外，在锅里先煸炒这个姜片的话，等我们煎鱼的时候，鱼就不大容易产生粘锅的现象，还可以去鱼腥。

很快鱼就被我们用油煎好了，蛋白质快速收紧。这时候我们就给它放点料酒，放料酒的目的一个是去腥，另外是提香。再把水倒下去，细心的人会发现，稍微有点温度的水煮出来的鱼汤会更白一些。

在做这一道菜的程序当中，并没有提前放盐。如果这个时候你提前放盐，虽然味道能够更加容易渗进去，但是也有一个不利的因素：就是这个汤里面的蛋白质不太能够充分释放出来，释放出来的蛋白质量就不太多。

　　另外,豆腐通常也不会先放下去。因为豆腐煮的时间长了以后,它里面的很多养分会失去。所以一般都是差不多要起锅的时候,我才会放豆腐,道理就是这么简单。

　　当鱼汤熬到奶白色的时候,黑鱼豆腐汤基本上要大功告成了。现在我们要做的这个步骤就是把我们已经准备好的豆腐放到黑鱼汤里面去,让这个黑鱼汤的滋味与豆腐慢慢融合。

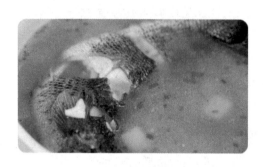

　　放完豆腐以后,我们把盐再放下去。盐的多少根据大家的口味,因为有的病人喜欢吃淡一点,有的病人可能喜欢吃稍微口味重一点。一般地说,如果是夏天再加上你可能恶心呕吐比较重,流失的水分和电解质比较多,可以适当地多放一些盐。但是如果你有胸腔积液或者腹腔积液,则建议要喝清淡点的汤。

　　在起锅的时候,我们还可以再放点胡椒粉。我自己个人可能还喜欢放点生抽,如果大家觉得不放生抽,也没有什么太大的问题。我放点生抽,一个可能是调点颜色,另外可能还有一个好处是增加点鲜味在里面。

　　最后,把葱花撒一点上去,这一道黑鱼豆腐汤就烧好了。它主要的功效是健脾强身,同时还有一定的制酸作用,大家可以尝尝鲜。学好这招,可以翻着花样做各式各样的菜肴。

**扫码看做汤视频**

黑鱼豆腐汤

# 26.生姜海带小排粥

《开胃止呕补营养》

今天给大家带来的是一道生姜海带小排粥。

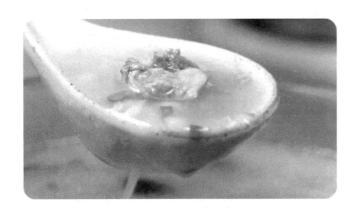

● 病案故事

　　为什么要推荐这一道粥呢？是因为有时候，临床中有放化疗的病人会经常告诉我："医生，我们在放化疗期间胃口不好，营养也不够，你能不能给我们推荐几种比较容易消化、吸收的食物，让我们能够很好地应对放化疗期间营养不够和胃口不好的情况呢？"于是，今天我就来教大家烧这一道生姜海带小排粥，也是这个目的。曾有病人用了这个经验后能顺利完成治疗方案，很是受用。

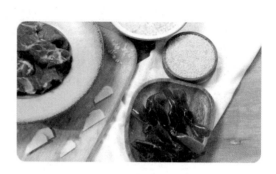

【 主要食材 】

大米 100 克,小米 50 克,海带 100 克,小排骨 200 克,生姜 20 克。

【 食材功效 】

首先我们看到的是大米,大米具有养胃生津的作用。其次是小米,小米和大米的功效几乎相同,营养成分略微不同。但是它还给我们视觉上的享受,黄澄澄的,B 族维生素丰富。大米和小米都是国人几千年来的主食。

再次就是我们经常能够看得到的海带。海带具有一定的软坚散结作用,同时海带里含有多种的维生素和氨基酸,它还有提鲜的作用。

生姜有开胃止呕的作用。

最后一道主食材就是小排,小排具有强筋健骨的功效。

这些菜肴联合起来以后,我们就可以做一道相当美味的粥品出来。

【 操作过程 】

先把洗净小排煮汤,煮的同时,我们把生姜也放下去。同时,再放点黄酒,这也是我们经常去腥的一种做法。这里给大家一个提示,好多人说粥的营养价值不高,平时吃不下东西,光喝粥补不了多少营养,实则不然。在这里我们可能是小排汤,你也可以化裁成鱼汤、虾汤还有牛肉汤,甚至是鸡汤、鸭汤,都可以用这些汤来煨粥。这样的话,就不需要又喝汤又吃粥又吃菜,只要让我们的病人喝这样一道粥,就完全可以包含有营养、合胃口的食物了。

这个时候我教大家的一个妙招:当小排汤快炖好的时候,就是小排还没熟透时,我们把大米和小米给放进去。这就等于用这个小排汤来煮我们这个粥了。然后,再开小火把它慢慢地炖起来。海带我建议大家后面放,为什么后面放呢?因为海带煮时间长,氨基酸虽然能够多煮出来一点,但是随着时间推移的话,粥汤里面的温度比较高,它有可能会分解掉,反而会造成不鲜。

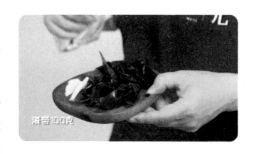

随着时间的推移,一锅粥也开始黏稠起来了。这个时候,我们就把切丝或切段的海带放进去。海带一放进去以后,这个颜色也变得很好看,还能够衬托出小排和小米的色泽,这样会烧得相当均匀。当然,你在家里的时候,可以把粥煮得时间长一点、黏稠点。而且根据你自己的口味,可以多加点米,多加点其他的食材都可行。一般在临床上,我们有时候是建议大家加点山药,加点薏苡仁。因为整个夏天,加点山药和薏苡仁,可以起到健脾利湿的效果,又类似于我们常说的八宝粥。

最后加点盐。要想开一点胃口的话,尤其是在夏天,还是推荐大家,有时候稍微再加点白胡椒粉,这样它可以有个醒胃的作用。根据自己的口味,可以加点生抽之类的,可以提鲜,并且可以调调色。

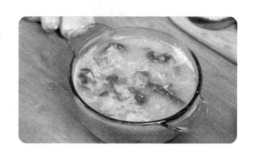

葱花一撒就可上桌了!这一锅的生姜小排海带粥接地气而富有营养,大家不妨动手试试看。

**扫码看做粥视频**

生姜海带小排粥

## 27.青橄榄枇杷饮

《宣肺化痰、止咳养阴》

今天给大家带来的是一道饮品,这道饮品叫作青橄榄枇杷饮。

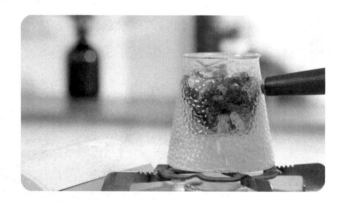

### 主要食材

青橄榄3枚,枇杷花10克,枇杷叶15克,鲜芦根15克。

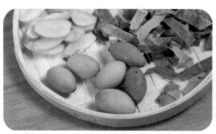

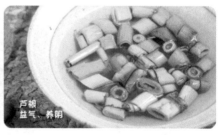

芦根
益气、养阴

第一种食材是青橄榄，青橄榄具有清热、利咽、降火的作用。

第二种是枇杷叶，它有什么作用呢？枇杷叶有宣肺、止咳、化痰的作用。

第三种是枇杷花，为什么有了枇杷叶还要用枇杷花？是因为枇杷花除了有刚才所说的枇杷叶的宣肺、降气、化痰的作用以外，枇杷花还会带来一股清香、芳香味道。对于一些肿瘤病人，可能胃口不太好，喝点芳香扑鼻的东西更加容易开胃。

此外，还有一种就是鲜芦根。芦根有益气、养阴的作用，秋季比较干燥，所以吃一点这样利咽、养阴的东西，也是一个很好的食疗方法，对润肺尤好。

**操作过程**

一整颗青橄榄烧起来可能时间花得比较长，所以把它切成一片一片的，就更加容易入味。把它放到我们煮杯里，然后再加点枇杷叶。为什么今天我们用枇杷叶呢？主要还是考虑到其功效。同时，如果大家有条件的话，建议大家多加点枇杷花，芳香味更浓。再加点芦根可以滋润生津。把这些食材慢慢地炖，以便炖出有效成分来。

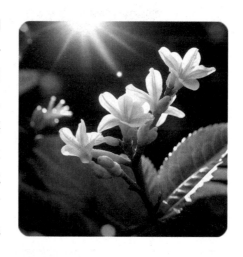

秋天来了，在上海地区或者有的地区会有一些干燥，所以我推荐一些能够化解干燥的食物。除了我们说的这些枇杷叶、青橄榄、芦根，还有一些比如说像生梨、牛奶、荸荠等。这些都具有一个养阴生津、开胃的作用，有时候大家在菜市场里能够买得到这些食品，也可以相应地用这些食品来进行化裁。甚至可以像我一样，经过化裁以后，自己可以做一道独创的饮品或者是花茶类的饮料，都好喝的。

┌ **特别提醒** ┐

　　今天不仅是教大家怎么去做一道饮品，而且提供给大家发散性的、开放性的思维，可以用这种方法做多种的饮品出来。大家来尝尝具有宣肺化痰、止咳养阴的这一道青橄榄枇杷饮吧！

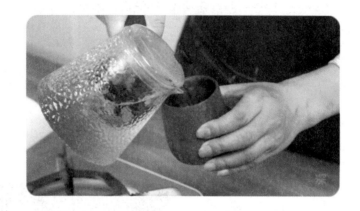

扫码看制作视频

青橄榄枇杷饮

# 28.山药肉片粥

《健脾养胃补营养》

今天给大家再介绍一款粥品，这道粥品大家会比较熟悉的，叫什么呢？山药肉片粥。有的时候，病人经常会告诉我："医生，我们胃口不好，营养也不够，希望你能够推荐一道比较简单的粥品，我们吃起来可以更易消化，更加

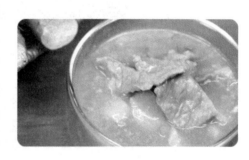

有营养。"既简单又营养的，这一道山药肉片粥最应景了。

【 主要食材 】

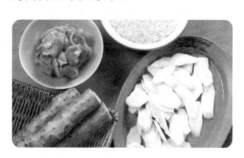

大米 100 克，铁棍山药 100 克，肉片 100 克。

【 食材功效 】

我们知道，猪肉有强身健骨的作用，也是很多人比较喜欢吃的食材。同样，铁棍山药在所有山药里面药用价值和营养价值是最高的。山药本身就是我们中药所谓的补品当中，应该是排位第一的清补之王。它既可以作为药品，也可以作为一种食品，是我们平时所说的药食同源的经典补品，历来被奉为"上品"。山药具有健脾、益气、利湿的作用。自然，烧粥离不开大米，好的大米具有养胃生津的作用。这一系列的食材加起来就完全可以做

成很美味、新鲜可口的一道粥品。

〔 操作技巧 〕

有些人会告诉我："医生，这个山药很难收拾。"为什么很难收拾？就是在削完皮后你不小心用手直接去拿山药，特别是山药毛根的地方，碰到里面的一些黏液，手上会发痒，这种情况时常会发生的。

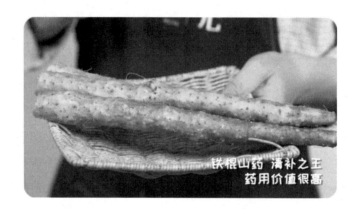

没问题，这个不是因为毒性而造成发痒，是因为山药里面的一些蛋白质，让你的手上可能是有些过敏的现象出现。我教大家，在你收拾山药的时候，水温稍微来得高一点，可能会明显改善，你的手就不会痒。当然，戴一副防水手套就更简单了。

〔 操作过程 〕

一般地说，我们把这个粥烧到八分熟的时候，就可以把山药块给放下去了。山药块放多放少，大家都可以按照自己的口味。有时候有的病友喜欢多吃点，那么就多放点。只是有时候胃口很不好、胀气的时候，少吃一点为好。选择这个时机放山药，是因为如果山药放得早，粥的高温会让它煳掉，吃起来没有粉感。

山药放进去后再煮一段时间，让粥和它相互融合，慢慢把它加热变熟。当然，山药生的也是可以吃的。大家如果有兴趣的话，可以在外面的餐馆里吃到一些生的山药菜肴,比如日本料理里著名的山药饭。那我们为什么要给它煮熟呢?煮熟有两个好处,一个好处是它的营养成分更加容易吸收和消化;第二个好处就是可以防止寄生虫。

最后要处理的是主食材猪肉。我要教给大家一个窍门,需要把猪肉先腌制一下,而不是直接把猪肉放进去,因为直接把猪肉放进去,待会口味可能会差一些。

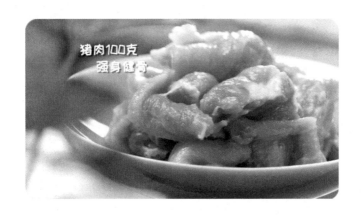

那怎么弄?先要把猪肉切成薄片再加工一下。在切好的肉片里可以先放点酒,酒可以除腥,同时也可以开胃。再放点盐,放多放少根据大家各自的口味来进行调味。再放点生抽,这样颜色就会来得更加鲜艳些。一点点就够了,然后把它拌均匀,静置几分钟腌一下。

等到粥和山药在锅里翻滚开了,粥开始不断冒泡的时候,它已经达到了100℃左右的温度。这时候我们把肉片放下去,肉片口感滑嫩的程度将无与伦比。用筷子把肉分分开,不要一下子倒下去。因为你一下子倒下去,肉分不开,会有的肉片可能熟了,有的肉片则不熟。我们把肉片搅拌均匀,让肉片均匀受热,只需要几分钟的时间,就完全可以烧好了。

最后这一道山药肉片粥就大功告成了。我们在起锅之前再撒一点葱花,颜色就好看一点。为了再增加点颜色,我们可以再稍微放点生抽,这样一道山药肉片粥,会更加来得色香味俱全。也可以撒一点白胡椒粉,开胃增香,让人欲罢不能!

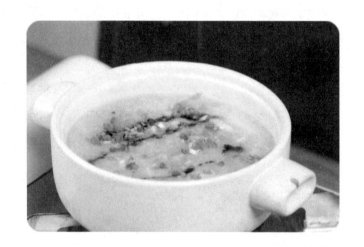

**特别提醒**

　　今天教大家不仅仅是烧这道粥，还要教大家一个思维方法、一个理念。什么思维方法和理念？大家如果经常去看一些电视节目的话，我们会觉得广东人很会吃，会吃这种生滚粥，实际上本粥品灵感就是受广东的生滚粥启发来的。

　　为什么要这样说呢？今天教大家吃山药肉片粥，在平时，你也可以根据你自己的口味，弄点海鲜粥、牛肉粥、鸡汁粥、蔬菜粥等，都可以用这个原理，用这个手法来烧一道美味的粥品！

**扫码看做粥视频**

山药肉片粥

# 29. 扁豆茯苓莲子粥

## 《消水肿，止泄泻》

今天给大家介绍的也是一道粥品，这一道粥品也是很有名的。原因是所有的食材大家都再熟悉不过，各位病友同志们也是耳熟能详的，叫扁豆茯苓莲子粥。

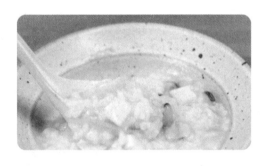

● 病案故事

我为什么会推荐这一份粥品给大家？因为很多病人在放化疗期间，可能脾虚的比较多，身上有些湿气，有些部位会有些水肿。这个时候吃哪些东西好呢？

如果病友同志们同时兼有某一个症状，它的功效就会更好，能起到双倍调养的作用。那是什么症状呢？这个症状就是由于脾虚或者脾胃功能受损而出现的泄泻：老是拉肚子，老不好。那么这一份扁豆茯苓莲子粥，就是一个很好的补品粥了。你也许会问我："医生，这个灵感你是从哪里得来的？"

我要坦白地告诉大家，虽然听上去很简单的一份粥品，这灵感来自我们中医界很有名的补脾名方，叫参苓白术散。参苓白术散有哪些成分和效用呢？就是在这个药里面，可能比这道粥多几种药而已。比如说多一味人参、多一味白术这样的药物在里面，它们可缓解并改善因脾虚而造成的泄泻，是因为症状比较严重而加的。今天我们作为食疗，并不是作为治病的药物，那么我们烧这一份粥用白扁豆、茯苓、莲子足矣。

**〖主要食材〗**

白扁豆 30 克，茯苓 15 克，莲子 20 克，大米 100 克。

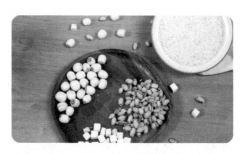

**〖食材功效〗**

第一种食材，我们要烧粥必定要有大米，大米具有健脾、开胃、养胃的作用。第二种食材就是白扁豆，也是我们今天的主角。白扁豆有什么作用呢？白扁豆具有健脾的作用。茯苓有什么作用

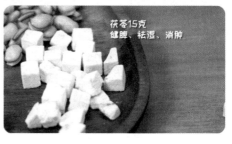

茯苓15克
健脾、祛湿、消肿

呢？茯苓也是一种补药，是中药健脾丸、六味地黄丸里面的主药。茯苓除了具有健脾的功效以外，还有去湿消肿的作用，如果用茯苓皮则去水的作用更强。当然还有茯苓的内芯（茯神），有安神的作用，所以茯苓浑身都是宝。另外一个就是莲子，莲子具有补肾宁心的作用。

因此，这三种食材加起来就是我们今天要烧的这一碗补益粥。

**〖操作过程〗**

烧粥很简单，就是把这一些食材和大米混在一起，加适量的水，就能够烧成。烧这一份粥的同时，我跟大家讲另外可以加点什么药在里面，就是还可以加一点陈皮。大家知道陈皮有燥湿、化痰、祛湿的功效，放在这个里

面,还能够起到一定的开胃、燥湿的作用。

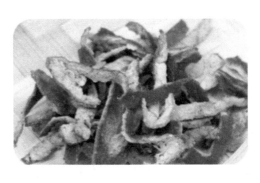

除了放陈皮以外,还有一味药也可以放在里面,它既是一个调料,又是一个药物,是什么?它叫豆蔻。可以放少量的豆蔻,有芳香、开胃、醒脑的作用,所以这一道粥可以称得上是名粥。

每一个人可以根据自己不同的口味,放不同的药材。同时,还可以根据我们大江南北的不同地域,有自己独特的药材的话,也可以在里面适当地放些其他的药材,比如说还有枸杞、山药,都可以放在粥里面

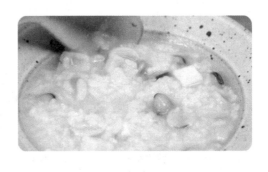

的。我们在生活上,在饮食上,一定要去开动脑筋,怎么样打开视觉、嗅觉、味觉,通过烹饪技术,来增加我们这些病人的胃口,来增加他们康复的概率。

这一碗扁豆茯苓莲子粥,就是我们今天推荐的一种在放化疗期间或者平时,可以补脾、止泻、祛湿、消肿相当有用的一道主食,你一定会喜欢的!

扫码看做粥视频

扁豆茯苓莲子粥

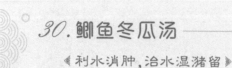

## 30. 鲫鱼冬瓜汤

《利水消肿，治水湿潴留》

今天给大家介绍一道家常菜——鲫鱼冬瓜汤，这道家常菜的效用是很实在的。

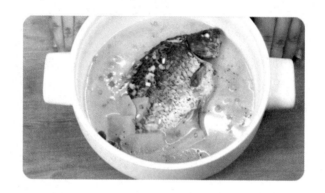

● 病案故事

什么情况下会给肿瘤病人推荐这道菜呢？就是肿瘤病人在有胸腔积液、有腹腔积液，或者脚有点肿、手有点肿、眼睑有点肿的情况下，给他们推荐这一道菜最合适不过了。特别对那些因营养不足、白蛋白低下造成体内水湿潴留的病人，大部分病人在食用后会明显改善。

主要食材

鲫鱼 350克，去皮冬瓜 180克，车前子 15克。

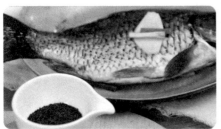
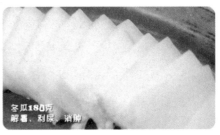

冬瓜180克
解暑、利尿、消肿

言归正传，看看这一道菜的主角是什么。这道菜的第一主角是鲫鱼，鲫鱼营养价值高，它的生命力很顽强，蛋白质含量也很高。鲫鱼的功效很突出，能健脾、利水、消肿。第二个要推荐给大家的是冬瓜，冬瓜是我们夏令解暑、利尿、消肿的又一道利器。所以这两样食材加起来，其利尿、利水、消肿的功力是十分明显的。

为了改善肿瘤病人在放化疗期间，有时候可能会觉得有很多湿气、水气的状况，要加强利尿、消肿的功效，还为大家推荐了一味药材，叫车前子。车前子的利尿功效蛮强的，相当于西药的利尿剂。我们一边烧，一边给大家讲其中的一些有趣的地方。对于肿瘤病人来说，很多的食疗方我们不仅要去吃，而且要知道它里面的功效与原理。不仅要知道功效与原理，而且同样的食物我们这样烧或者那样烧，它起到作用都是各不相同的。

教大家一个小窍门。通常的话冬瓜里面还有一样东西是被扔掉的，我们从来没去注意过，是什么呢？大家想过冬瓜子吗？冬瓜子没有人去吃，但是我在这里也教大家一个小方法：放冬瓜子进去，可以有润肠通便的作用。你如果还有一些便秘的情况，完全可以在这种汤里面再加点冬瓜子，起到润肠通便的效果。对于那些胸腹腔积液多、大便秘结的这些人，加点冬瓜子的话，疗效会更好。

我们把油放锅里,稍微把油温热一下以后,通常我喜欢放点姜片。放姜片的好处一个是可以解去鲫鱼的土腥气,另外一个好处是姜片可以起到止呕开胃的作用。同时,姜片还有一个作用,就是我们事先放进锅里,给它先煸炒了一下以后,不仅可以增加香味,而且可以减少鱼皮在煎制的过程中被粘在锅底。鱼粘锅以后出来的卖相就不会这么好了。

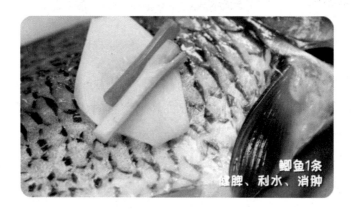

鲫鱼1条
健脾、利水、消肿

按我们这样做,以后鱼的卖相就会很好。一般地说,鱼皮不大会明显地破裂(当然,鱼在煎制前用绵纸擦擦干,不要水淋淋的)。

油锅下火不要太大,因为油锅下火太大的话,不大容易掌握好火候。稍微煎一下以后,我们就把黄酒给放进去。细心地去煎,稍微煎得它表面有一层起皱了,就直接加点水下去,就可以煮汤了。

通常我喜欢这个时候就把冬瓜给放下去,为什么要这样做?是因为有的病友可能喜欢吃硬朗一些的冬瓜,而我喜欢让病人吃比较酥软一些的冬瓜。让它煮得稍微久一点,最好把它全部融化在汤里,这样的口感可能会更加好一点。这看各人口味哦!

同时,在开始煮汤时把车前子包也给放进去。这里有个常识,你去买车前子,中药房里会给你一个小的纱布袋子,把车前子用小纱布袋子给包进去以后,放在汤锅里。这样不至于把车前子全部烧得散出来,看上去黑乎乎的一大片，卖相有点不大好看，这就是熬制中药时所说的"包煎"。

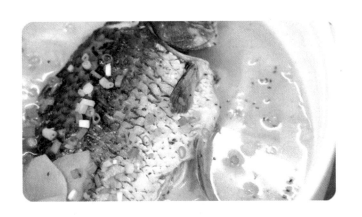

最后上桌前放点盐或再撒点白胡椒粉下去，把这个味道调出来就可以了。如果水湿重的人，建议稍微淡点；胃口差的，可以稍微味道浓点。

提一句，在这道菜里我们用的是去皮冬瓜，实际上冬瓜外层的硬皮也是有利水、清热的功效的。因为太硬不能吃，往往弃之不用，但对于中医药来说有时候它是可以利用的。

冬瓜皮同样可以放在汤里煮，来加强清热消肿的疗效，不用直接去吃它，喝其煮出来的汤就成。

扫码看做汤视频

鲫鱼冬瓜汤

# 31. 家常带鱼汤

《补气养血，适合放化疗后调养》

今天给大家介绍的是一道特殊的美食，也很常见，叫家常带鱼汤。

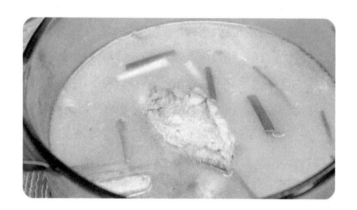

● 病案故事

在临床上我们经常会碰见很多的病人来问："医生，我有很多的忌口，这个不能吃，那个不能吃，可怎么办呢？"我们在平时也经常会收到一些病友们的来信，询问有些东西到底要不要忌口。

总结流传的各种忌口，大致有几个大方面。一是海鲜，大家可能都感觉比较害怕，总觉得吃了以后可能会复发或者转移；一个是说牛羊肉是发物；还有鸡，也都是同样的担心。关于忌口，本书后文附录中有详细的解释，大家只要留意是能够知晓其中奥秘的。

实际上，大家所提出来的这些忌口的食物，是日常生活中的美味佳肴，富含蛋白质。我不赞同大家刻意去忌口这些，建议大家能够适当吃一点。真正中医所讲的忌口，最重要的是食材的性味与个人的体质、疾病相悖。比如说，您现在身体素质是热性的，或者治疗疾病过程中也产生一些热性症状，就不建议吃牛羊肉这些温热性的食物。如果你是寒性体质，或者是寒性表现，吃点牛羊肉倒是可以的。对于一些海鲜，它富含蛋白质，营养价值高，本应该要补充营养却放弃不吃，就有点本末倒置、因噎废食了。

【 主要食材 】

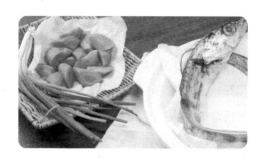

新鲜带鱼 350 克，胡萝卜60 克。

【 食材功效 】

今天我们介绍的是一个海鲜菜肴，选的是新鲜带鱼。带鱼有补虚和中的功效。我经常会听到病人说，海鲜里面最忌的是无鳞的海产品，带鱼属于无鳞海产品，很多人就会去忌讳它。事实上，如果没有明显的海鲜蛋白过敏体质，我建议完全可以适量吃点带鱼。另外一种食材是胡萝卜。胡萝卜大家知道含有丰富的营养素，尤其在放化疗以后增加这些营养素，对于我们的细胞修复是有很好处的。这两种食材的巧妙搭配，可以起到补气养血的功效。

【 操作过程 】

先开始做一下前期准备工作。胡萝卜切得比较小一点，有利于释放其中的营养素。在烧汤之前，我喜欢把胡萝卜在锅里再放点油稍微煸炒一下。这样胡萝卜中的脂溶性维生素等物质能更容易析出被吸收，这样做效果更佳。

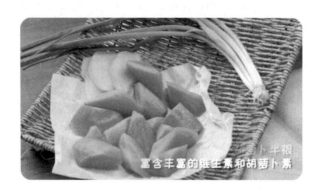

为什么会想做这道带鱼汤呢？如果大家经常去旅游,会发现在沿海一带的居民经常会做带鱼汤。这道汤可以直接喝,也可以用来下面条或做其他面食,简便实用且好吃。

先在油锅里撒一点盐,加入姜片(去腥),把带鱼稍微煎一下,煎一下更加容易提出带鱼的鲜味。撒盐、加姜是让鱼不容易粘锅底,这样煎出来的带鱼清清爽爽不会破相。只要把带鱼表皮煎到有一点点皱褶就可以了。把煸好的胡萝卜再放进锅里,然后放点黄酒,黄酒有去腥和增鲜作用。加水,慢慢炖,炖到汤底泛起白色即可。

在起锅之前放点调料,可以稍微放点盐(吃淡的人可以不放,因为在煎鱼的时候放过了)。我个人喜欢稍微放点胡椒粉,胡椒粉不仅能提鲜,也能去腥。最后撒一点葱花,我们这道美味的家常带鱼汤就完成了,鲜中带甜,回味绵长！

扫码看做汤视频

家常带鱼汤

# 32. 羊肉豆腐汤

《温中补虚,治阳虚怕冷》

今天给大家介绍的是一道羊肉豆腐汤,荤素搭配,相得益彰。

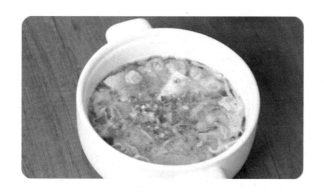

● 病案故事

肿瘤病人常将羊肉作为大忌,因为过去认为羊肉大温大热,很多肿瘤病人是热性的体质,再加上放化疗以后的一些热毒造成了体质的改变。如果发生这些情况,的确不建议吃羊肉。但是如果到了冬天,有些病人阳虚得厉害,有点畏寒或者有阳虚怕冷的症状,羊肉便是一个很好的补品。

张仲景有道极其有名的补诸虚的食疗方叫"当归生姜羊肉汤",其中的生姜和羊肉都是主角,起到了极佳的补虚损的作用。一直流行了上千年,到现在还在临床中经常使用。

羊肉 450 克，豆腐 250 克，北虫草 30 克。

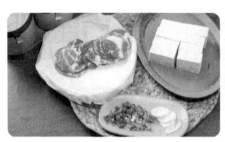

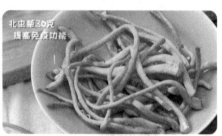

北虫草30克
提高免疫功能

食材功效

食材中最主要的是羊肉，羊肉具有温中、补虚、温肾的功效。为了配合放化疗中可能有反酸的情况，我们加点豆腐，起到和胃、降逆、制酸的作用。一个特别配方食材是北虫草，北虫草作为菌菇类的产品，有提高免疫功能和抗肿瘤的效果，而且北虫草烧出来的汤色泛点金黄，煞是好看。

我们的肿瘤病人常对海鲜、牛羊肉、鸡肉、鸡蛋等有些忌口，有人还忌口豆制品和菌菇类。对于这些病人来说，就少了很多有营养、美味可口的食材。我们尽量把这些过去说不能吃的都恢复起来，让大家能够放心地去吃，并教大家怎样去调制和驾驭这些食材。

做羊肉有几个要点。第一个，为了节约时间，羊肉切成涮羊肉时的薄片（如果在家里有的是时间，羊肉块慢慢炖出来的汤更醇厚）。第二个，放点黄酒可以去腥，再放点生抽，起到调色、增加鲜味的作用。第三个，稍微放一点点生粉（如果是慢炖羊肉块，这一步可以省略），增加鲜嫩口感。把它和匀稍微静置几分钟，让它更入味。平常在家里做，速度快的话只要几分钟。

操作技巧

教大家一个技巧，烧羊肉在任何时间，建议要放姜，可以明显地去掉羊

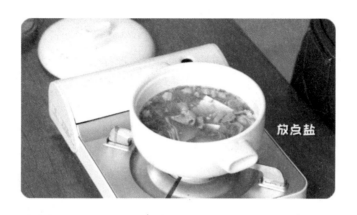

肉的膻味,并增加羊肉的温补作用。虽然生姜也是热性的,但它的热性可以让羊肉的燥烈变得柔和。

## 操作过程

汤里略微加点酒,再加一点盐,汤水里有点盐分能增加羊肉的紧实程度。把北虫草放下去,煮出其中的多肽、糖肽成分,北虫草煮出来的水很好看的。等到汤沸腾了以后,放入豆腐。等水再烧沸,把羊肉放下去,只要氽烫熟了就可以了。为了去腥提鲜,可以略微加点胡椒粉。

如果时间充裕,这样的操作顺序就可以变化一下:把羊肉先煮两个小时,煮成白汤后放北虫草和豆腐,味道更醇厚,在北方地区经常有这样的做法(多数是羊肉块炖汤加豆腐,可以大快朵颐)。起锅前放葱花,这道美味浓香的羊肉豆腐汤就做好了。

**扫码看做汤视频**

羊肉豆腐汤

# 33. 冬瓜烩虾皮

《利湿消肿，治水肿胸腹腔积液》

有一些病友问：能不能介绍一些比较平价化的抗癌美食？因为抗肿瘤治疗费用比较高昂，希望在平常的菜肴中，能够吃到一些平价的、增加营养的，或者是起到一定治疗效果的食物。今天就要介绍给大家的一道菜肴是冬瓜烩虾皮，就是平价而又不失营养的美食。

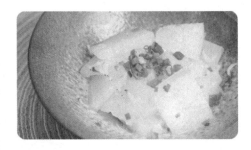

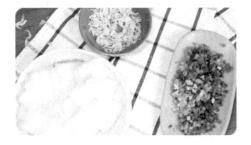

## 主要食材

去皮冬瓜 250 克，虾皮 20 克。

## 食材功效

冬瓜有清热、利湿、消肿功效，对于稍微有点水肿或者有点胸腹腔积液的病人有一定治疗效果。另外一种食材是虾皮，起到提鲜、增加电解质与矿物质的作用。这两样食材加起来没几块钱。我们平常吃的虾皮分咸和淡两种。如果用咸虾皮，就少放一些盐，多盐对去水肿不利。如果用淡虾皮，菜肴里要稍微放点调料。

【 操作过程 】

　　在锅里稍微放一点油,等油热起来就把切好的冬瓜块放下去炒。如果喜欢吃糯一些的,炒冬瓜的时间长一点就可以。如果喜欢吃比较硬一些的,那炒的时间就稍微短一点。从中药视角看,冬瓜一身都是宝。冬瓜子也能吃,有清热通便作用;冬瓜皮也有清热利水作用,只是不能直接吃,不作为常规菜肴,而是作为药材对待。

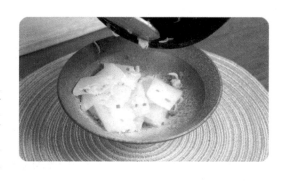

　　有时候做菜是一种乐趣。我与病友们也经常说,病友们如果觉得闲在家里,感觉闲得慌,这个时候去做个菜。做出自己心爱的味道来,甚至和你心爱的人一起吃,是种消磨时间的养生方法:既增加了自己的营养,又增进家人间的沟通,也避免自己胡思乱想。

　　煸炒一会后放适量的盐,等冬瓜瓤白颜色的部分变成半透明,把虾皮放下去。虾皮不需要烧很长时间,因为虾皮已经是熟的食物。完全没有必要担心吃一点虾皮会造成肿瘤复发或者转移,根本不需要有这般想法。

　　根据各自的口味,可以适当放一点鸡精,当然也可以不放。我觉得稍微放一点,不影响对肿瘤的治疗。为了装盘好看,在最后起锅的时候,再放点葱花。如果你自己做,就会闻到清香的冬瓜和虾皮的海鲜味道了,清爽而鲜美!

　　　　　　　　　扫码看做菜视频

冬瓜烩虾皮

## 34. 黄瓜炒虾仁

《补虚利湿,增加营养》

今天介绍一道大家平常吃起来很爽口的菜,叫黄瓜炒虾仁。

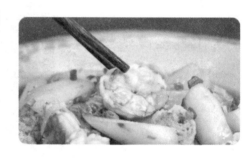

### 主要食材

黄瓜 250 克,虾仁 150 克。

### 食材功效

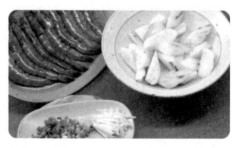

虾仁有补虚作用,含丰富的蛋白质,营养成分好。对于肿瘤病人来说,是容易吸收的一种食材。黄瓜有消肿、利湿功效,是一年四季基本上都能够吃到的食材。

### 操作过程

这道菜做起来也是相当简单。虾仁用的是新鲜基围虾(河虾更鲜嫩润滑些,但价格略贵)现剥,把虾头、虾壳给剥掉,但是虾头和虾壳千万不要扔掉。后文我还会介绍另外一道菜用得到虾头和虾壳,一虾多吃,节省开销,但是要把虾线去除掉。稍微用黄酒浸一下虾仁,在炒之前加点生抽腌制(或可加生粉),这样虾仁就比较入味。

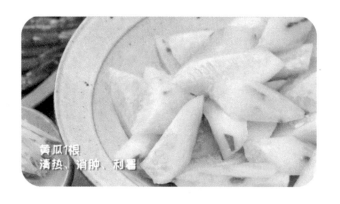

黄瓜1根
清热、消肿、利暑

锅里放少许油加热，一般不主张吃得太油腻。稍微放一点点姜丝煸炒去腥，加入腌制好的虾仁。当虾仁煸炒到五六分熟时，把黄瓜也倒下去。黄瓜可去皮，也可不去皮。去皮嫩，不去皮脆，切成薄片炒。很多朋友喜欢吃脆口、爽口一些的黄瓜，炒制就不用时间长。稍微炒一下，加入适当调料即可。

很多人可能又忌咸又忌油，所以我给大家介绍的做法偏于清淡。稍微再炒1~2分钟就可以起锅了，装盘点缀点香葱葱花即可。

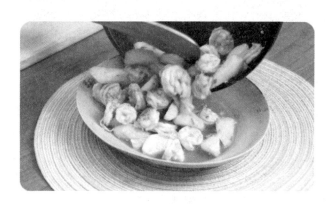

扫码看做菜视频

黄瓜炒虾仁

# 35.虾壳豆腐汤

《开胃补钙,治放化疗后反酸、胃口不好》

我先给大家来解一个谜:上一道菜中拆虾仁时剩余的虾头、虾壳为什么不扔? 今天这道菜就用到了。这次我们用前面做菜剩下的虾头和虾壳,来做一道虾壳豆腐汤。

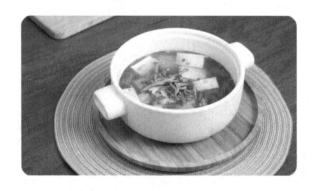

〖 主要食材 〗

虾壳若干,嫩豆腐250克,北虫草15克。

〖 食材功效 〗

这次的主食材是嫩豆腐,具有和胃、降逆、制酸的作用。放化疗期间有时候病人会反酸、胃口不好,吃点豆腐可以有帮助。有一些乳腺癌病人,担心是否能吃豆制品。实际上,我要告诉大家,可以放心地去吃。很多自然生长的植物所含的蛋白质或者是大豆的某些成分,不需要因担心而去忌口。

另一种食材是北虫草，具有提高免疫力的作用。同时，菌菇类是有抗肿瘤作用的鲜美食材，可提高菜肴的鲜度。

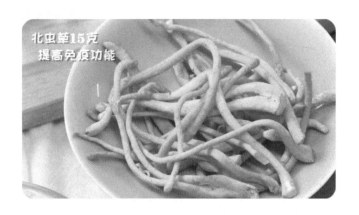

还有就是我们剥虾仁剩下的虾头和虾壳，含有高质量的钙、磷等矿物质，有利于我们的身体健康，适合与豆腐一起烧，并且可以增加鲜味。

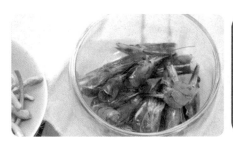
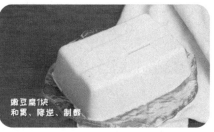

【 操作过程 】

在锅里稍微加一点油，油热后加姜丝煸炒。姜丝可以去腥，也有降逆止呕作用。在过去我们没有高级别止吐药的情况下，如果用便宜的止吐药时，加上有点恶心和不舒服，我们会建议吃点生姜，可能会起到止呕、降逆的作用。

把虾头和虾壳放入油锅煸炒到出香味，颜色变红彤彤以后放少许水。

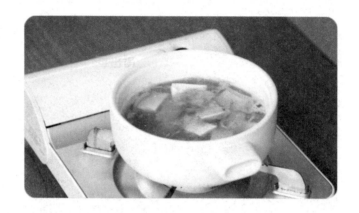

把它烧开，适当放点黄酒去腥提鲜。煮的时间长短要根据各位意愿来，一般水沸了以后再煮5~8分钟。把汤汁滤清，这个时候可以去掉壳等残渣，留下有营养的汤。再把北虫草放入，把其中的多糖、多肽等成分煮出来，营养价值高，口感也会比较鲜。咸淡根据各人口味，如果在放化疗期间胃口不咋好，可以稍微适当加重点口味。一般我推荐相对清淡一些。

今天选用的是嫩豆腐。滤过的虾壳汤水加上北虫草的加持，会很清透。水开了以后放入豆腐烧开就可以装盘了，放点胡椒粉，加点葱花点缀。

廉价而不失营养价值的虾壳豆腐汤，色、香、味俱全，来试试吧，会惊艳到你！

扫码看做汤视频

虾壳豆腐汤

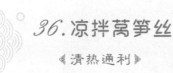

# 36. 凉拌莴笋丝

《清热通利》

今天给大家带来的料理是凉拌莴笋丝，可谓是莴笋两吃，怎么叫两吃呢？莴笋叶子掰下来以后，一般我是舍不得扔掉的。建议大家也不要扔掉，尽量不浪费食材。

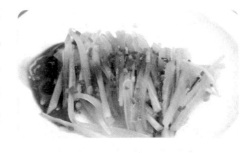

**主要食材**

莴笋 400 克，小葱 30 克。

**食材功效**

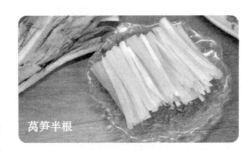

莴笋半根

莴笋是大家很熟悉的平价食材，它具有清润通利的作用。吃着有种清凉的感觉，也很可口，味道又香，对于那些吃了油腻容易反胃的人，适合吃点莴笋料理。

**操作过程**

今天的料理很简单。莴笋去外皮，切成莴笋丝后，不论凉拌还是炒制，事先一定要加点盐腌一下。为什么要这样做？如果不用盐去腌制的话，口感有点涩。稍微用盐拌一下以后，莴笋丝就不会有这种涩嘴的感觉了。

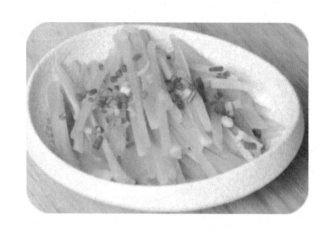

如果有人问:"医生,是不是要放很长的时间来腌制?"完全不需要,只要腌制五六分钟,等到它里面稍微有点水分出来。一些涩的成分去掉以后,就可以直接装盘了(想要吃熟的,也可以炒一下,热油炒只需十来秒)。腌制时间太长,口感会下降,营养成分会流失,也是不妥。腌了一会儿以后,我喜欢再放点葱花拌匀,可以提升味觉和视觉感受。放好葱花后,如果想要吃到饭店里的高级香味,可以烧点热油,淋在葱花上拌匀。

这道菜适合作早餐时喝稀饭的佐餐菜肴,是一个很好的下饭菜。如果想偷懒,可以直接把生抽倒在莴笋丝里,但我不喜欢这样。因为刚才放了点盐,如果喜欢添些风味,可以加点生抽和麻油,麻油还可以起到润肠通便的作用。

一道凉拌莴笋丝就快速做好了,它是一道相当美味、平价的菜。

刀工一般的话,莴笋切成滚刀块也可,做法相同,感兴趣的病友可以尝试一下。

扫码看做菜视频

凉拌莴笋丝

# 37. 莴笋叶菜饭

《清热通利》

前面我们曾经谈到莴笋做菜时,叶子不要扔。有很多人觉得莴笋的叶子不能吃,就把它扔掉,实际上莴笋的叶子也是能吃的,它具有清热通利的作用。今天就来做一道莴笋叶料理:上海人或者在整个

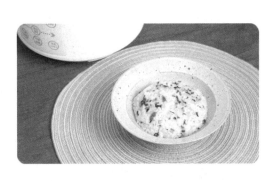

上海地区,大家都比较喜欢用莴笋叶来做菜饭。因为莴笋叶做菜饭比一般我们过去用得比较多的青菜做菜饭,更具有特殊的香味。

【 主要食材 】

莴笋叶 250 克,大米 400克,卷心菜 250 克,咸肉 100 克。

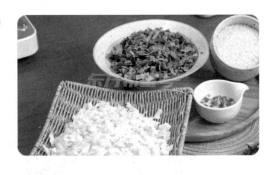

【 食材功效 】

大米具有和胃的功效,是南方人最常吃的主食。莴笋叶具有清热、通利的作用,是一种不错的蔬菜。此外,还加了一道卷心菜,很多地方可能叫包心菜。第一个好处,卷心菜属十字花科,具有一定抗癌作用;另外一个好处是卷心菜

在炒制的过程中自然会发出一点甜味。莴笋叶子有一点清苦的味道,两者之间有相互融合的作用,能减轻其中的苦味和提高鲜度。

另外,再加一种食材供选用,那就是咸肉。少量吃一点是没有关系的,有提鲜和提香作用。当然你也可以不加咸肉,或者加香肠片,根据自己的喜好而定。

### 操作技巧

如果没有咸肉加持,纯素的话,则建议在用油煸炒蔬菜的时候加点猪油。加入猪油后,味道会很鲜香、醇美。菜饭是需要用油来润的,可以激发食欲(所以过去店里卖菜饭的招牌上总是写着他们家的菜饭是重油菜饭来吸引顾客,只是现代生活提倡少油后,这类菜饭就少了)。

### 操作过程

做这道菜饭之前,我们先要在油锅里面,把这两种蔬菜要稍微煸炒一下。油的多少根据大家的吃口而定。等油锅一热,把这些咸肉和蔬菜全部放下去进行炒制,炒到香气出来。卷心菜有一种酥软的感觉,多炒几下让几种菜之间能够充分地融合。放点水,水多水少是根据大米的多少和对口感的偏好来进行调整。提醒一点,卷心菜的水分也是比较多的,要考虑进去。稍微放点盐,不必要很咸,如果咸肉多,就少放一点盐甚至不放。

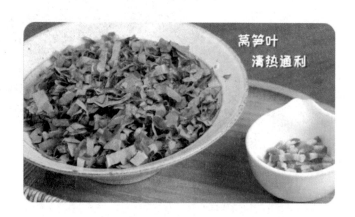

莴笋叶
清热通利

煸炒均匀后把大米也放进去一起搅拌，在锅中炒制至半熟。然后全部倒到电饭煲里，加水焖煮。等到真的菜饭烧出来，你就会觉得是清香惬意。如果你用的是新鲜的大米，会更香、更软糯，保证可以多吃一碗。

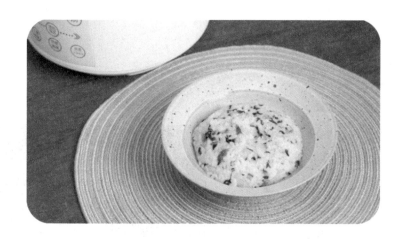

这样鲜香美味的菜饭做好了，大家看看这碧绿生青、鲜香的美味菜饭，是不是能够勾起你的食欲了？

当然，荠菜、草头等绿色蔬菜做菜饭也是很有特色的，大家平时也可以翻着花样做。如果吃菜饭的时候再来一碗虾皮紫菜汤，真是绝配！

扫码看制作视频

莴笋叶菜饭

## 38. 家常大排汤

《强筋健骨，和胃养胃》

今天要给大家做的是家常大排汤，是一道硬菜中的平价菜。

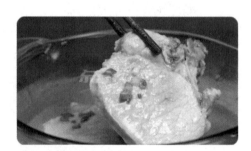

( 主要食材 )

大排骨500克，土豆180克。

( 食材功效 )

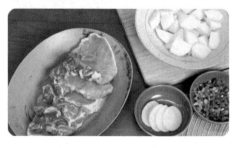

猪大排是我们生活当中经常能够碰得到的一味食材，具有强筋健骨的作用。猪大排边缘可以带点肥肉，吃起来香（厌油腻者不用）。为了增加鲜度和营养搭配，加了土豆，土豆具有和胃、养胃的作用。

( 操作过程 )

锅里稍微放点油，再放进两片姜。荤菜里面放点姜都是起到去腥的作用，同时也可以起到降逆止呕的作用。把大排煎一煎，煎过的大排肉质比较紧实，更容易提鲜。在煎大排的时候，不需要所谓的像做红烧大排那样先用刀背敲松大排，也不需要煎得太透。大排表面颜色稍微变白了以后，把黄酒倒下去进行去腥提鲜。然后加水和切成滚刀块的土豆，土豆量多少根据各自的口味。炖的时间也不需要太长，一般 20 多分钟。

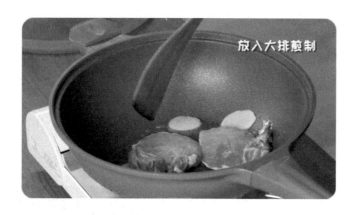

在起锅之前，少量放点调料调味。倘若要颜色好看，更有营养和药用价值，可以放几枚枸杞子煮数分钟即可。

来，请你尝尝我们美味的家常大排汤！

〈 特别提醒 〉

因为这几次为大家介绍平价菜肴，所以我给大家做的都是相对比较容易做的菜，价格亲民。而且现在大排的价格不算贵，制作的原理与人们熟悉的小排汤相同。大家可以不局限在我介绍的食材上，也可以根据菜场里有当令时节的食材作相应的调整。

**扫码看做汤视频**

家常大排汤

# 39. 清炒蛏子

《清热、利湿消肿、软坚散结》

今天要给大家带来一道清新的海鲜菜——清炒蛏子。因为蛏子目前在市场上也不算太贵,作为一种平价海鲜,早已融入我们的生活。

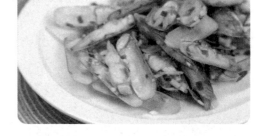

## 主要食材

蛏子 400 克,姜 20 克。

## 食材功效

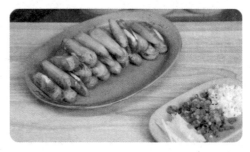

蛏子有清热、利湿消肿、软坚散结的作用。主食材之外用一点调味料,如生姜将起到去腥止呕的作用,再稍微加点蒜蓉起提香、去腥的作用,最后加一点葱。

## 操作技巧

炒蛏子时,有的人不喜欢连着壳一起炒。在做之前就把它拿掉,然后再去炒,速度要更快。我个人喜欢连壳炒,连壳炒的好处是壳里还有点钙离子,能够起到补钙的作用,不过前提是壳要洗干净。

先在锅里放点油,这道菜烧的时候要把油温提得稍微高一些。油温提高,蛏子下锅以后一下子就能让蛋白质变性凝固,不至于产生有点柴和老的口感。这是一个比较关键的小提示。等到油锅里面的泡都冒出来,有青烟以后,就证明油锅是比较热的,趁着这股热度一下子就把蛏子放进去炒。新鲜的蛏子在炒得开始吱吱冒水的时候,可以适量下姜和/或蒜蓉。基本上炒蛏子都是开大火,不用开小火的,加点酒去腥是一个常规做法。

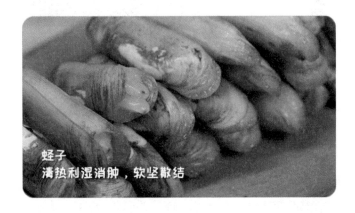

蛏子
清热利湿消肿,软坚散结

有的人问:"医生,这道菜有没有忌口?"稍微有点忌口,对于胃寒或者拉肚子的人,我不建议吃这道菜。

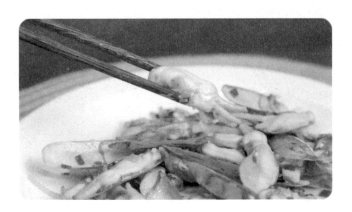

再调点盐进去，关键一定要放点糖，减少苦味的同时，增加鲜度和好吃的口感，冰糖尤佳。把锅盖盖上稍微焖一下。一般从炒制下锅到出锅，基本上一分多钟就可以好了。如果炒的时间太长，它的肉反而会没有这么鲜嫩的感觉。当蛏子外壳全部张开，这道菜就预示着做好了。撒上一点葱花和胡椒粉装盆，一道美味的小清新海鲜美食便做好了！

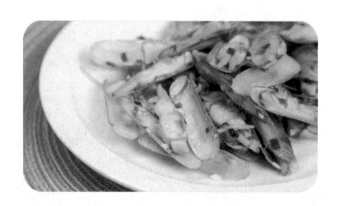

**特别提醒**

有一个知识点在这里。在吃这个蛏子的时候，还有一个小技巧。大家看到在这个蛏子里，有一丝丝黑色的东西缠绕在洁白的肉边缘，我劝大家在吃之前，先要把这个一丝丝的东西拿掉。第一个它的确是有点脏，不卫生；第二个它有点苦味会影响口感。

**扫码看做菜视频**

清炒蛏子

# 40.豆腐肉末煲

《制酸补营养》

今天给大家带来的也是一道家常菜,叫豆腐肉末煲。

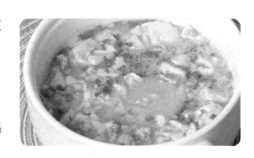

## 〔 主要食材 〕

嫩豆腐 250 克,肉末 60 克,鸡蛋一枚。

## 〔 食材功效 〕

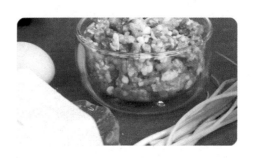

豆腐是大家熟悉的食材,从中医角度有和胃作用,还能起到制酸效果。肉末有补益强身、增加营养的作用。今天特别再加了一个鸡蛋,鸡蛋大家也知道,可以起到补虚的作用。

## 〔 操作过程 〕

肉末我们稍微加工一下,我们既然说是一个平价菜,稍微有一点肉末就可以了。向肉末里加点黄酒,再加点生抽。还有个关键的动作,我还特意要加点鸡蛋清。为什么要加鸡蛋清呢?就是因为我想让这个肉末的口感在烧好以后,更加有种嫩滑的体验。所以我在肉末拌匀的时候加鸡蛋清在里面。鸡蛋黄我们也不浪费，留存备用。把料全部拌匀了以后，蛋清就会被肉末所吸收，肉末就显得更加嫩滑、滋润了一点。

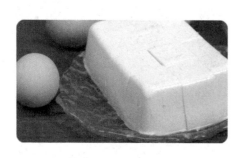

既然是一个豆腐煲，那么我们稍微就用点油炒一下豆腐，等于裹一遍油。然后把肉末放进去一起拌匀，这样肉末更加来得鲜嫩滑口。因为你如果先炒肉末以后，肉末虽然粒子很清晰，但是有时候会吃起来微微感觉有点偏硬。我们这个嫩豆腐烧成一块块的也可以，把它稍微弄得碎一点也可以，毕竟是要跟这个肉末进行拌匀的。为了给它拌匀，搅拌时可适当加点水稀释肉末。

我们再稍微放一点点盐拌匀，烧到肉末的颜色略微有点变粉白色就行。我们再把它转移到煲锅里让炉火慢慢地去煲出味道来。

像这样一道菜，做起来的速度也是很快的。只要它有一点热气冒出来以后，我们这道菜基本上也就完工了。这样的菜既简单又有营养，而且价格又比较亲民，可以常做。

我喜欢在起锅前还加点胡椒粉提鲜。然后，不浪费刚才保留的蛋黄，我们再把它加在豆腐煲上面，随便你要打碎还是不打碎。这样一个蛋黄放在当中宛若糖心，是一种很清新的感觉，不亚于大饭店里的菜式。

这样一道营养美味的肉末豆腐煲就顺利地完成了，吃吃看吧！偶尔病友们喜欢吃点辣的，在没有特殊禁忌的情况下可放点辣酱、豆豉酱啥的，别有风味！

**扫码看做菜视频**

豆腐肉末煲

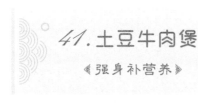

# 41.土豆牛肉煲

《强身补营养》

今天给大家介绍一道很有营养的大菜——土豆牛肉煲,并且教大家做这道菜的一些小的技巧和方法。

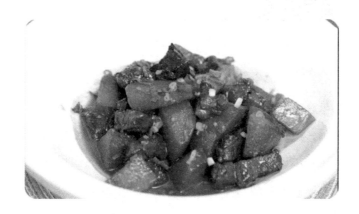

● 病案故事

这次我主要给大家介绍一道富含高质量蛋白质、高质量脂肪和高质量碳水化合物,还加上一些纤维素的美食。我们会给大家介绍一系列的食物供大家在日常生活中来增加营养,因为对于肿瘤病人来说,营养是至关重要的。尤其是手术后、放化疗期间,如果你有良好营养的话,你就能够耐受更多的抗肿瘤治疗措施。

牛腩肉 500 克,土豆 400 克。

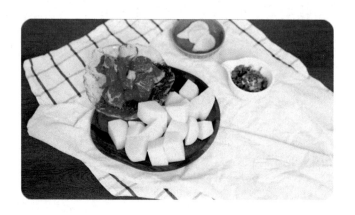

( 食材功效 )

　　首先是牛腩肉,蛋白质含量相当丰富,有强筋健体的功效。牛肉是我们获取优质蛋白质极其重要的食物来源。另外我们介绍给大家的是土豆,土豆也是大家熟悉的家常菜食材,它具有健脾养胃的作用,同时含有一定的淀粉。给大家介绍这两种比较常用的家常食材,可让大家在制作的时候比较顺手与方便。

( 操作技巧 )

　　我教大家一个小的技巧:在烧牛肉的时候稍微滴 1～2 滴醋。只要 1～2 滴就可以了,而且在烧之前就给它滴进去。这样它烧出来的口味,醋的酸味会蒸发掉,但是它会让牛肉的肉质更加有味和酥软。这一点很重要,这也是我们平常烧牛肉会软烂的一个小法宝。

( 操作过程 )

　　把锅先预热一下,稍微倒一点点油,不需要很多油。像牛肉、猪肉、羊肉,一般自身都含有一定的油脂,而且我们很多的肿瘤病人他们自己也是忌讳吃过多的油。因此,我们一般也不主张在放化疗期间用那些油性很大的食材,因为油性很大的食材反而会引起一些恶心、反胃等不舒服的感觉,影响我们的胃口。

　　牛肉先切成约2厘米见方的丁,把这些牛肉丁在油锅里稍微煸炒一下,让它去掉一点点腥味。煸炒到两侧都是已经略微有点发粉白色就可以了。放1～2片姜,姜可以起到去腥的作用,同时也具有温胃的作用。再倒点黄酒,倒黄酒的作用一个也是提鲜,另外一个作用也是去腥。有的大厨建议烧牛肉不需要加姜和黄酒,或者用点啤酒会更好些,大家可以试试。

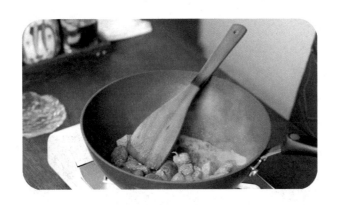

　　然后开始调味,放点生抽,再放一点点老抽着色,把它拌匀就可以了。一般我红烧喜欢放糖,但是像这样一个土豆牛肉煲我不放糖,大家知道为什么吗? 因为待会我们要用土豆,土豆里面就有淀粉,就是有糖分存在,所以就没必要再放糖进行调味了。

　　牛肉煸炒好以后,我们把水给它加进去。炖煮的时候不要先放土豆,放早容易糊。土豆一般在起锅前的半个小时左右再放下去,然后混合炒一会儿,再给它焖半个小时就可以了。所以这样一道菜,要耐心地慢慢炖煮,大概要3个小时。

　　两个多小时炖煮下来了,接下来我们就开始把切成滚刀块的土豆给它放下去一起煲。我们把土豆块放下去以后,差不多是半个小时的时间。让

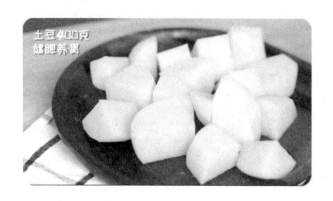

牛肉的香味去增香土豆,土豆的鲜味又去提高牛肉的口感,两者相辅相成。

当看到锅里的汁水收得差不多了,就证明这道菜快好了,但不能完全收干,要留点汁水下饭,而且卖相好。上餐桌之前我们稍微加点葱花,看上去颜色就更加好看,增强你的食欲!

这道完美的土豆牛肉煲就完成了,它给你提供了丰富的营养,同时具有强身健体的作用,在冬季它还能提供很多能量!

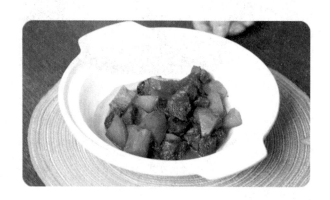

**扫码看做菜视频**

土豆牛肉煲

# 42.金玉满堂

《降糖养胃，润肠通便》

今天给大家介绍的这一道菜叫金玉满堂。这一道金玉满堂的佳肴，做起来相对来说比较简单，也是一个快手菜。对于临床中的病人来说，做快手菜是一个比较简便易行的方法。今天告诉大家，我不想用任何的调料来煮这一道菜，也是为了体现出我们可以不用调料，就能煮出一道美味可口的佳肴的思路。

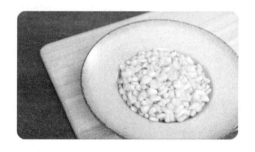

《 主要食材 》

玉米粒 400 克，松仁 40 克。

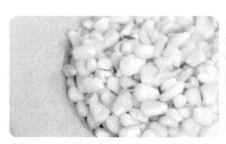

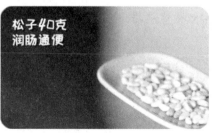

松子40克
润肠通便

## 食材功效

大家首先看到的食材是甜玉米。甜玉米具有降糖养胃的作用,所以对于那些血糖稍微有点高的病人而言是一个适宜的食品。另一种食材是松仁,松仁具有润肠通便的作用。所以我现在就教大家怎么样来做这样一道几乎不需要任何调料的佳肴。

## 操作技巧

可能你会问我,不需要调料,那你准备怎么做? 我要把这两者如何做成一道可口的佳肴? 教大家一个小的窍门:这个松仁,我们也叫松子,它是具有一定香味的,可以让我们产生一定的食欲。

像松子这样芳香类的食物,通常建议是在差不多烧好玉米粒之前才给它放下去,这样比较好。为什么呢? 所有芳香类的食材,如果你加工时间相对比较长的话,它的油性以及它的香气就统统挥发掉了,卖相和味道就逊色多了。

## 操作过程

一般地说,如果你家里有烘箱烤箱之类的,可以先把松仁稍微烘烤一下。烘烤个半分钟或者一分钟,让它香气弥散出来。如果没有烤箱,也有个办法教大家:把锅先干热一下,进行炒制,把它炒出一定的香气来,那么待会儿可以增加这道金玉满堂的气氛感。不一定要炒得很焦香的,只要炒得稍微有点香气出来就可以了。

炒一下以后我们就放在旁边,让它稍微晾着。晾过以后,它待会儿就会收紧变脆,同时它的香味能够发挥到极致。

甜玉米本来就会带有一定香甜的口感,所以我们只要把它放在水里煮一下就可以了,用不着用油炒。煮到什么时候呢? 煮到玉米粒有点半酥不烂的时候,这是我们要的最佳状态。因此,也不必放很多的水,因为南方地区的玉米,没有北方地区的玉米这么坚硬。只要放一点水让它收汁,收干

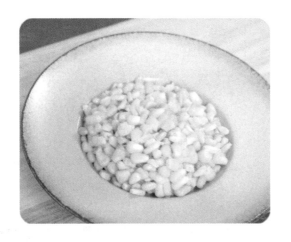

的时候它已经是熟了。

　　玉米煮起来是很快的，只要把它煮到差不多适口的时候，给它收汁。收好汁了，就可以把松仁放下去了。

　　松仁一放下去，不用多少时间就可以起锅了。如果放好松仁后烧时间长的话，松仁就不香脆了，不佳的口感也会影响到你的食欲。

　　这一道美味可口的金玉满堂一会儿就做成了。假如正好是逢年过节，这还是很喜庆的一道点心呢！

　　东北地区有一道传统名菜，叫松仁玉米，和我们这道金玉满堂有些相似，只是多了青辣椒、红辣椒两种食材，颜色上多了青红两种颜色，显得更好看！

**扫码看做菜视频**

金玉满堂

## 43. 原味土鸡汤

《温补,提高免疫力》

今天我们做道家常菜,叫原味土鸡汤。

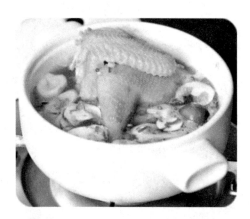

### 主要食材

土鸡（草鸡）800 克,松茸 75克。

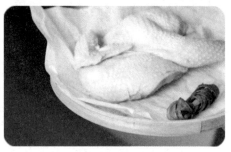

### 食材功效

土鸡具有温补的作用,而且它的蛋白质等营养成分相当高,所以我们临床上常用它来提高肿瘤病人的自身免疫力、增加营养。有一些肿瘤病人时不时地会忌讳吃鸡,说吃鸡容易复发等,我在这里很负责地告诉大家,一般地说,如果是散养的、自然状态下的鸡,是没有任何根据说吃了鸡一定会有复发和转移倾向的,没有必要忌口。

另外一种食材,大家平时可能遇见的比较少,这就是我们所说的松茸。松茸具有提高免疫力的作用,和鸡汤放在一起,更加能够提升它的鲜味。这个是属于菌菇类的植物,对于抗肿瘤的确是有好处的。这两样东西配合在一起，既能够提升口味，又具有抗肿瘤的作用，相得益彰。

【操作过程】

先处理一下松茸，就像我们平常处理平菇的切法，弄成一片一片的就成了，手撕也可以。这道佳肴听上去可能是一个像大菜一样的做法，实际上是很简单的一个做法。我们只要把宰杀后洗干净的鸡放在汤锅里，放点葱，放两片姜，倒上水，然后再倒点黄酒，起到去腥提鲜的作用。接下来就只要开火慢慢地去炖了。

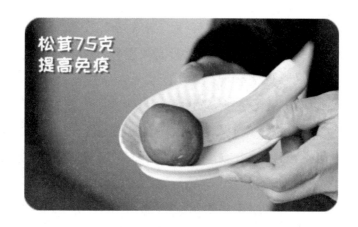

提醒大家一声，一般地说，松茸是等到鸡汤差不多要熬好之前的 20 分钟再放进去，这样可不让它煮得太酥烂。如果煮得太酥烂，会影响到它的口感。同时，也对它含有的多糖、多肽分子有一定的破坏，最后就起不到一个很好的抗肿瘤效果了。

鸡汤炖了差不多有 1 小时的时间了，我们再把松茸放下去。另外，要提醒大家，在前面任何时候，像这样的原味鸡汤，无需放什么盐、味精这些东西。直到我们起锅，你要开始吃的时候，这个时间节点再放点盐就可以了。再给它煮个一刻钟多的时间，这道原味鸡汤已经香气扑鼻，就等待您的品鉴了！

起锅的最后一个程序，我们只要稍微放点盐就完事了，其他调料用不着加。为什么？一只上好的土（草）鸡煮成鸡汤了以后，它自然的鲜味就已

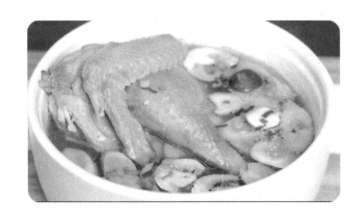

经形成了,仅仅只要加一点盐就鲜得眉毛都要掉了。俗话说,一个好的厨师是靠一把盐来吊鲜味的。盐的可口度是根据个人的喜好,你吃稍微淡一点,或者稍微咸一点,这个都可以。

鸡汤上面撒上一点香葱花,汤色黄澄,青葱飘翠。假如还想要更诱人的颜色,可以在放松茸的同时,放几枚枸杞,鲜艳欲滴,甜上加美。如果觉得鸡汤上油花多,可以放几根鸡毛菜或者放几块鸡血,可以解腻,同时增色。

这一道美味可口的原味土鸡汤无懈可击,滴滴香浓,意犹未尽!

**扫码看做汤视频**

原味土鸡汤

# 44.茄汁虾仁豆腐煲

《开胃护胃强身》

今天给大家介绍一个家常菜,叫茄汁虾仁豆腐煲。这道家常菜含有优质蛋白质,同时也是一个复合型的菜品。

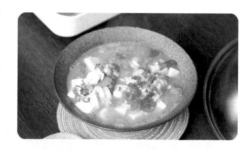

【 主要食材 】

虾仁 200 克,西红柿一只,嫩豆腐 200 克。

【 食材功效 】

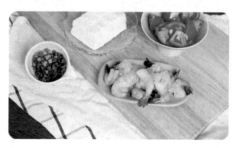

首先这道菜主料是什么呢?新鲜的虾仁。虾仁大家知道,含有高质量的营养素。而且我们今天选的是河虾,河虾的蛋白质更容易消化、吸收,而且口感嫩滑。

第二个是番茄,就是西红柿,大家也是熟悉的,它具有开胃提鲜的作用。

最后一个就是嫩豆腐,豆腐具有清热护胃的作用。

【 操作过程 】

一般地说,处理这样的佳肴,我会先把西红柿加工一下。然后稍微倒一点油在锅里。事先煸炒西红柿的目的，一是可以软烂一些，二是卖相也好一点，三是里面的营养物质更加容易释放出来。不管是怎么样的烧法，基本上有西红柿煲的或者西红柿炒其他东西，都会是这样分步的做法。大家今后在其他的菜肴里，都可以参考这样做。

大家吃的一道更加家常的西红柿菜叫什么呢？番茄炒蛋。番茄炒蛋的做法也是这样的做法，都是先把西红柿给煸炒一下。西红柿在煸炒的同时，我们可以放调料，相信大家在平常的时候也是经常这样做的。放什么调料呢？稍微放点糖，因为西红柿在烧的时候是有一点酸味的，放了糖以后有一种酸甜的味道，更加容易提鲜，还帮助消化。先把西红柿放水烧到几乎化成茄汁，烧好后我们就放在旁边。随后炒蛋或其他，最后融汇在一起。

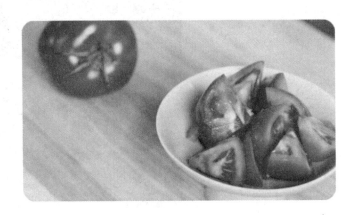

接下来我们来处理虾仁了，虾仁要把虾线弄干净。然后虾仁也是要煸炒一下，大家看我每一道菜基本上油都是用得不太多的，为什么呢？我们很多肿瘤病人，他们觉得油腻的东西吃下去，可能对他们来说有点反胃。所以相对来说，我都会少放一点油，这个不影响菜的口感。

在煸炒虾仁的时候，只要到它呈现变红的状态，我们就可以倒点黄酒，一个是去腥，另外一个提鲜。然后可以把事先切好的豆腐块也放进去了。因为一块豆腐有点多，没有必要放这么多，所以就放个大半块也差不多了。

再把刚才我们煸炒好的番茄也一起倒入。不急着加调料，等到烧开了

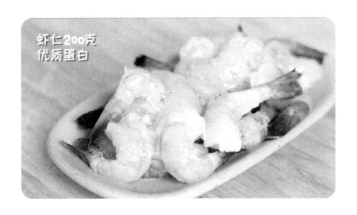

以后再加调料。这个番茄已经达到一个软糯汤汁的程度了，可以全部融化在豆腐、虾仁里面了。最后加点盐，想略微提鲜可以稍微加点鸡精也行。

把它盛出来装在煲锅里，再放在火上加热一下就能端上餐桌了。最后撒点香葱，这道美味的茄汁虾仁豆腐煲就热气腾腾地展现在你面前了，开胃且营养十足！

## 特别提醒

可能有些肿瘤病人会感觉到，吃豆制品，会不会影响治疗？特别是好多女性的病人，包括乳腺癌、卵巢癌病人等。其实不然。这里我也要告诉大家，像这样天然植物来源的豆制品，你完全可以放心地去吃。不用担心因为里面含有一定的黄酮类激素会影响大家的治疗，在此给大家解开这样一个心理疙瘩。

**扫码看做菜视频**

茄汁虾仁豆腐煲

# 45.桃仁奶昔

《养阴、润肠通便》

今天给大家带来一道小甜品——桃仁奶昔，做起来十分简便。

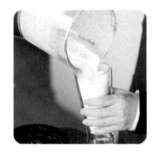

**主要食材**

鲜牛奶 400 毫升，桃仁 60 克。

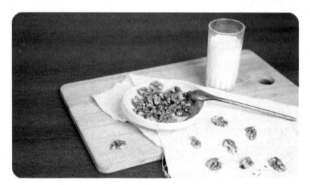

**食材功效**

大家首先看到是我们常见的核桃仁。核桃仁具有活血化瘀、润肠通便的作用，而且对于冬季来说，可提供较多的能量。另一个是鲜牛奶，鲜牛奶具有养胃、养阴、护胃的作用。这两者融合在一起具有养阴、润肠通便的作用。

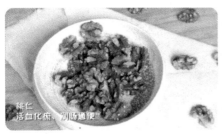
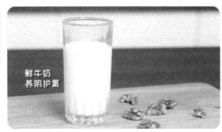

{ 操作过程 }

　　做起来很简单,只要家里有一台榨汁机就可以了。我们就把洗净的核桃仁放到榨汁机里边,然后再把牛奶倒进去榨汁就可以了。有的病人喜欢牛奶多一点,有的病人喜欢牛奶少一点,这个是根据各自的口味来定。我们今天就差不多一杯的牛奶量就可以了。时间没有多长,机器一转就完成了。

　　一杯可口的桃仁奶昔就做好了。为什么我没有把这个核桃仁打得粉碎呢?也是为了口感。里面有些颗粒的口感,让大家在享用的时候会感觉到我是真正地在吃桃仁奶昔。当然有的病人喜欢打得更碎的,那么你打的时间稍微长一点也是可以的。

　　随手拈来的佳肴,病友们可以随时复制,作为午后的点心更有情调哦!

**扫码看制作视频**

桃仁奶昔

## 46. 羊肉萝卜煲

《利水通气，阴阳双补》

今天教大家烧一道大菜：羊肉萝卜煲。如果大家想要滋补，或者一些肿瘤病人有畏寒怕冷症状的话，这是一道很好的补品佳肴。

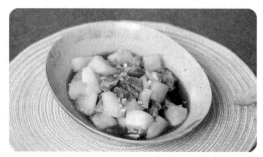

### 主要食材

羊肉 500 克，白萝卜 350 克，枸杞 10 克。

### 食材功效

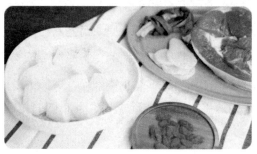

主食材是羊肉。羊肉是不少国人比较喜欢吃的一种食疗补品，无论在冬天还是在夏天都可以吃。一般地说，肿瘤病人在治疗当中有热性症状表现时，我们是不推荐的。但是有些肿瘤病人会有阳虚畏寒的症状，那么吃羊肉就是一个很好的应对之法，它主要起到温肾补阳的作用。

另外一种就是白萝卜。白萝卜具有利水通气的作用，同时白萝卜能够去掉羊肉的一些膻味。因为有时候一些朋友觉得羊肉有膻味不好吃，就会用白萝卜来去掉一些膻味。

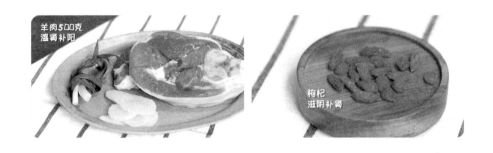

此外，适当加点枸杞，枸杞具有滋阴补肾的作用。羊肉与枸杞两者放在一起，就等于有了对肾的阴阳双补的功用。

( 操作技巧 )

有一样东西我还是要推荐的，这个是在烧羊肉当中是必不可少的。无论是白灼的，还是红烧或其他怎么烧的，我建议大家一定要放。是什么呢？是生姜。生姜大家也知道，具有温热养胃、去腥等作用。而且生姜的热和羊肉的热融合在一起的时候，让羊肉的温热性变得柔和、温和，而且解腥力量超巨，所以生姜是一定得放。

( 操作过程 )

老规矩，锅里稍微放一点点的油。这次的羊肉是腿肉，口感会比较好的。肉里面既有皮又有骨头，这样烧出来以后羊肉有嚼劲和滋润度，肥瘦搭配合理，大家会觉得吃起来感觉鲜香悠长。羊肉中所含的脂肪和蛋白质会使羊肉在烧出来后更加美味，更容易吸收。所以很精的羊肉或羊瘦肉，它含有的油脂很少，反而烧好后口感没有这么润滑细腻。

羊肉切块煸炒得差不多了以后，我们就多放几片姜片没问题的。放点黄酒，放点生抽，再放点老抽上色。一般地说，大家经常会看到，我在烧红烧菜时喜欢稍微放一点点糖，一个起到增色的作用，另外一个可以增加点鲜味。

但在这一道羊肉里面，我是不放糖的。为什么不放糖呢？因为待会儿我要放点枸杞,它里面就是有糖分存在了,所以就不放糖了。当然你如果喜欢甜口,略微放点冰糖会有很理想的效果。冬天的萝卜在霜打后自然会有甜味的。

为什么我这个时候不马上放枸杞呢?就是因为枸杞一炖就烂。所以我的做法是先把羊肉炖个七八分熟,再把枸杞和萝卜一同放下去,最后让它再炖个 30～40 分钟就可以起锅装盘。

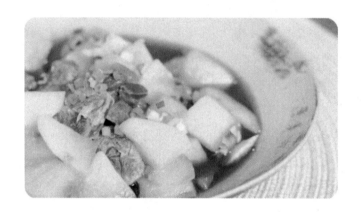

羊肉炖差不多 2～3 小时的时间,我们就可以把萝卜放下去,萝卜放多放少根据大家各自的口味。同时,把枸杞也给它放进去。一起再炖个 40 来分钟左右的时间,让它们之间充分融合。

通过三个多小时的努力,收好汁(要留点汁水)的羊肉萝卜煲已经完成了。最后程序只要撒上一些葱花,看上去颜色就更加好看一点,香气扑鼻,诱人食欲,吃时可以多添半碗米饭喽!

**扫码看做菜视频**

羊肉萝卜煲

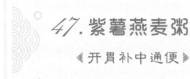

## 47.紫薯燕麦粥

◀ 开胃补中通便 ▶

今天给大家介绍一道粥。这道粥蛮简单的,叫紫薯燕麦粥。

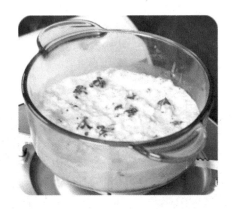

【主要食材】

紫薯 350 克,燕麦 80 克,鲜牛奶 200 毫升。

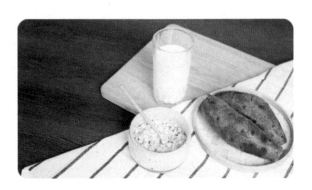

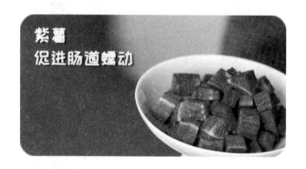

**食材功效**

食材有紫薯,它能够促进胃肠道的蠕动,同时具有健脾开胃的作用。紫薯里面的一些色素成分可以提高我们自身的免疫功能。另外是我们常见的燕麦,具有补中、补虚的作用,同时它也可以润肠通便,是很好的粗粮和粗纤维食物。牛奶我们已经反复说过了,主要起到养阴护胃的作用。

**操作技巧**

我再给大家讲一个小窍门,可以不用牛奶做汤底。你如果想吃一个平性粥的话,我建议可以使用糯米或者新鲜的大米做这样一道粥,这样可以增加养胃健脾的作用。就是把糯米或者新鲜的大米煮成的一个粥做汤底,放紫薯、燕麦,也是一个好的方法。所以介绍一道美食的话,你可以拆成几道美食来做。

**操作过程**

紫薯我们已经先蒸熟了,待会就直接可以下锅的。一般地说,像我们做这样一道粥的话,燕麦喜欢事先浸泡一下,或者蒸一下,都是可以的。为什么要这样做呢?蒸一下或者浸泡一下,待会烧起来的时候,更加容易烧得糯性大一点,容易消化吸收。

实际上,今天我们所做的这一道粥,类似于甜品的一个做法。牛奶和燕麦可在制作前一起煮一下,加工成汤底的形态。待会儿只要把这个熟的紫薯放下去，就可以做成粥品了。当然，也可以加点其他的一些甜的物质，都是可以的。

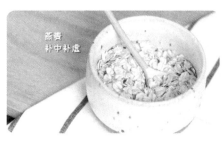

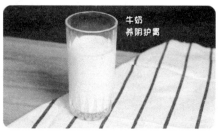

牛奶和燕麦烧沸后放紫薯，这个颜色也就马上变得更加鲜艳可口一些。如果待会还想要放点糖之类的东西增加甜度的话，也可以适当放点糖。

一般地说，大家也看到，我教大家烧菜的时候，糖类相对来说放少一些。因为总体来说，这道粥品本身它含有淀粉的成分已经够多了。而且对于肿瘤病人来说，有些人很忌讳，他们认为糖吃多了，可能会对康复有不利的影响。因此，我舍弃了一些调料，但是你如果要增加一些口感，还是可以少放一点点糖。比如可以放蜂蜜，也可以是木糖醇。对于有糖尿病的这些病人来说，也有一个好处，因为糖尿病病人也是能吃一点木糖醇的。

别具风格的一道粥就呈现在大家面前了！

**扫码看做粥视频**

紫薯燕麦粥

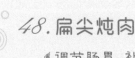

# 48.扁尖炖肉

《调节肠胃,补营养》

今天我们做一道相对来说像硬菜的大菜。是什么呢？名字叫扁尖炖肉。

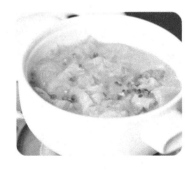

**主要食材**

猪五花肉 500 克，扁尖 150 克，白菜 500 克。

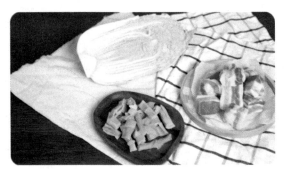

**食材功效**

扁尖炖肉，顾名思义，首先有猪肉。猪肉具有一定的补益作用，对于一些肿瘤病人来说，可以常吃，也可以增加营养。我们买一块上好的五花肉，五花肉肥瘦相间更加适合我们的口感。

第二个是扁尖。扁尖是我们南方地区比较常见的一道时令菜，它是把嫩竹笋尖经过腌制以后制成的，具有一定的调节肠胃的功效。虽然有时候我们一直是建议肿瘤病人不要去吃这些腌制的食品，但是偶尔为之也是一个难得改善口味的方法。因此，大家平常偶尔调剂一下是完全可以的，不必拘泥。

那么为什么这两种食材要放在一起呢？这两种食材放在一起有一个好处就是：五花肉有油脂，扁尖可以吸油解腻；扁尖的香气和咸鲜可以渗透到肉里，两者之间可以有一个互相融合的作用。

当然，为了增加一些口感和食物的层次多样性，我们还可以加点大白菜一起炖煮。大白菜是十字花科的一个食物，除了可以起到调节肠道的作用以外，对于抗肿瘤也有一定的作用。同时，大白菜吸收荤菜中的脂肪，也可以起到提鲜的作用。尤其是在天冷的时候炖菜，相对来说它的口感会更加丰富厚实一些。

〔 操作过程 〕

做这道菜实际上也并不是太难。怎么说呢？就是说虽然是个荤菜，但是我相信各位朋友平常也做过相应的这些炖菜系列。第一个我们还是老规矩，锅里稍微放一点点油，把切成块或者片的肉进行煸炒，把它的油脂的香气给煸炒出来，然后再和其他食材一起进行炖煮。

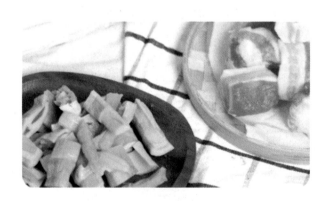

我们煸炒肉的时间长短，是根据煸炒中肉的颜色而定。一般如果考究一些，可以稍微煸炒的时间长一点，不仅把它煸成泛白，有时候表面还稍微

带一层金黄色。但是我一般也没有这么考究，只要把它煸白了以后就可以了。

五花肉煸好以后，我们可以放点黄酒，去腥提香。同时，我们可以把这些经得起烧的蔬菜可以一起放下去。因为扁尖是煮的时间越长，它的鲜味更加容易吊出来。我们也可以把大白菜也一起放下去让它们去互相融合。

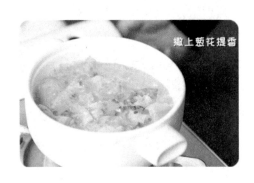

为什么这么早就放大白菜呢？有的人说，你大白菜这样早放下去，可能到时候都煮烂掉了。没问题，因为像这样的煮法，就是要让大白菜全部能够在这个里面很好地融化掉。融化掉以后你吃上去的口感，可能来得更加的酥软一些。

接下来我们就把这个菜交给时间。炖煮好后，会呈现给大家一道很美味的扁尖炖肉。当味道全部互相渗透，锅里的食物软糯时，可以适当地调点鲜味：略微放点生抽或鸡精。扁尖本身是咸的，所以调料基本不用加盐，或者加一点点盐就成。

当这样一锅扁尖炖肉出锅，真的是鲜香无比！加上少许葱花提香增色，更加让你欲罢不能，就像小时候妈妈喊你来吃饭啦！

扫码看做菜视频

扁尖炖肉

# 49. 荷兰豆炒紫菜

《清热解毒、通利肠道、软坚散结》

今天我们来做一道快手菜。这道快手菜很简单,是什么呢?荷兰豆炒紫菜。

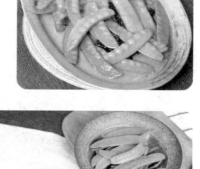

## 主要食材

荷兰豆 400 克,紫菜 20 克。

## 食材功效

荷兰豆具有清热解毒、通利肠道的作用,含有很好的纤维素,所以我们平常可以多吃一点。因为纤维素对于肠道,尤其是对一些有便秘的病人,可以起到清理肠道的作用。紫菜有什么作用呢?紫菜具有软坚散结的作用,还可以进行提香、调色增色。所以这一道菜,就是一道家常菜,简单实用。

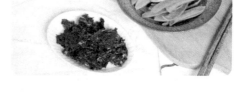

## 操作技巧

在这里,我也教大家一个诀窍。因为我们放了紫菜,实际上紫菜里面或多或少含有一定的盐

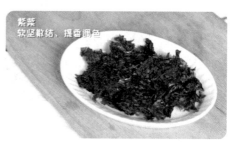

紫菜
软坚散结、提香调色

137

分,所以我们在调味的时候适当可以少放一些盐。一般我建议大家在烧这一类海产品的时候,适当把口味给调淡一些就可以了,也不会失去海鲜的味道,且比较健康。

**操作过程**

锅里稍微放点油,把荷兰豆煸炒得透一点。把它煸透以后会容易入味;另外一个好处是烧起来也容易定型。不必要烧得很烂,因为这种食材烧得很烂的话,那种清香而脆的口感会减少很多,再把紫菜也放下去,没有必要放很多。然后适当放点水和盐,把它稍微焖一下。

这个菜很快的,一般三五分钟就能解决问题。你会闻到荷兰豆的清香,加上紫菜的海味,两者混合在一起。既有蔬菜的清甜感觉,又有海鲜的

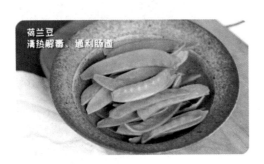

鲜香感觉,很美味的。当然你可以少放一点水,收汁收的卖相更加好看点。

假如没有紫菜的话,也可用橄榄菜代替。只是橄榄菜是腌制食品,只能偶尔尝试一下,味道也是一样鲜美。

**扫码看做菜视频**

荷兰豆炒紫菜

## 50.芹菜拌香干

◀ 调理脾胃，润肠通便 ▶

今天给大家介绍的是一道干净利落的快手菜，名字叫芹菜拌香干。这道菜清清爽爽，味道也不错，是我们在日常生活中常见的菜品。

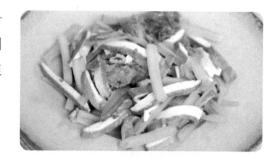

### { 主要食材 }

芹菜 400 克，香干 150 克。

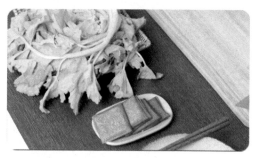

### { 食材功效 }

芹菜具有清热、通便以及降压、利水的作用，香干具有调理脾胃的作用。这两个菜混合在一起，清香可口，可润肠通便，对于有便秘又喜欢吃素食的朋友是有诱惑力的。

### { 操作过程 }

先把芹菜洗净切好备用。今天用的芹菜是药芹（也可以用西芹或水芹）。一般地说，在有的地方，可能有些人不愿意吃芹菜的叶子，喜欢吃芹菜的这个梗。我一般不舍得扔掉叶子，药芹的嫩叶药用价值高，我喜欢叶

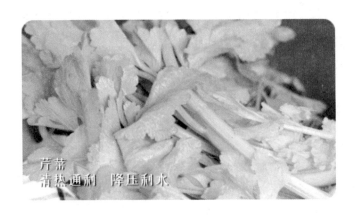

芹菜
清热通利 降压利水

子和茎一起吃的。只是在我们烧的时候,叶子可能略微带点苦味。带点苦味也有一个好处,它清热降压的作用会比较强一些。同时,这些清苦的味道,也给你口腔里可以降掉不少油腻的味道。

再弄四五块香干,把香干切成丝。把香干丝和芹菜拌混在一起。这个菜实际上也是很简单的,只要把芹菜和香干丝用水煮一煮,拿出来沥干,适当放一点点盐。糖要稍微放一点,增加点口感,为什么呢?刚才我们放了芹菜的叶子,叶子有点清苦的,所以我们适量地放一点点糖。待会可以让你尝到这道菜里面除了苦以外,还有回甘的。然后再适当地放一点点鸡精就可以了。

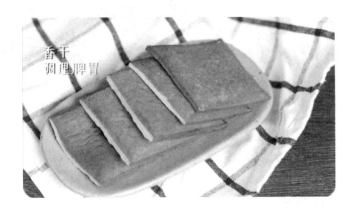

香干
调理脾胃

芹菜和香干丝放在水里煮的时候,不一定要烧得很酥烂。因为什么呢?我们主要还是吃它的优质纤维物质,这些纤维物质对于通利肠道来说是很好的。

当然，为了增加馋人的鲜香度，最后起锅的时候可以放点麻油。一个是可以起到提鲜增香的作用，增加味蕾的刺激，增强食欲。另外一个，麻油也可以起到促进通便的效果，尤其是对于那些有便秘的病人来说有不错的辅助治疗作用。

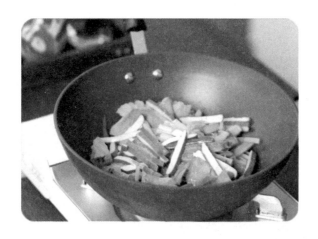

关于这道菜肴的做法，很多家庭使用炒的方式来呈现的。这个无可厚非，当然这种先水煮后拌的方法无论从时间的节省和健康的角度而言，都是占有有利的一面的，我们只是改良了一下而已。

**扫码看做菜视频**

芹菜拌香干

# 肿瘤病人的8大饮食问题

肿瘤病人在临床上关心的饮食问题有很多,在这里我们选取比较有代表性的8大问题与大家一起简单地探讨一番,供各位读者朋友参阅。

## ◀ 问题1　生活习惯和食物选择 ▶

肿瘤病人最关心的问题之一是饮食。在临床上,他们经常问该吃什么、不该吃什么,而且也很担心这个问题。好像这个问题执行得好坏会影响他们的一切,甚至包括生存。特别是在肿瘤病人的放化疗期或康复期,他们更加重视这个问题。因为在国人的观念里面,民以食为天。大家对食物的选择和烹饪方法都很有讲究,想迫切地知道哪些食物是适合的或者是不适合的,哪些食物是发物或者不是发物。

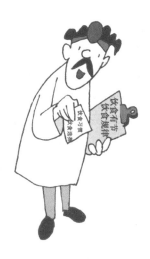

### 饮食有节

饮食对人们来说,是摄取营养的来源与生存的基础,是辅助治疗、恢复健康的必要保障之一。毕竟我们人类是需要通过饮食才能够获得能量进而健康地生活。实际上,大部分食物经过我们的烹饪或加工后,是可以起到辅助治疗和帮助人体康复的作用。

但是我们也要注意食物是否吃得得法，吃得对路。《黄帝内经》当中就提出了"饮食有节""膏粱之变，足生大丁"等问题。饮食有节是给我们最好的养生指导意见。这当中不仅涉及我们吃什么，还涉及吃多少、怎么吃、有没有规律、有毒无毒、吃饭时的心情等。而"膏粱之变，足生大丁"揭示了不当的饮食会造成如肿瘤疾病的发生，林林总总都给了我们很好的启示。

关于饮食的量，我们也有一定的建议：在吃的时候不要过饱，一般吃到六七分或七八分饱就可以了，不要吃到十分饱；也不能过于限制饮食而整日饥肠辘辘。尤其是对于老年人或者消化功能不良的人员，吃得太饱或过饥时间长了会有发生病变的可能。对于在肿瘤康复期的病人更要循序渐进，任何康复调养没有一蹴而就的方法，也就是说一口喂不成一个胖子的，要做到真正意义上的"饮食有节"。

肿瘤病人的食疗，一般以"补益、和顺、理气和食得下"为原则，不宜"呆滞""滋腻"和刻意为了"疗效"而食疗。

## 饮食规律

饮食习惯中一日三餐要有规律，不要时而暴饮暴食，时而节食控重。这样会影响消化系统和人体的微环境，导致营养物质不能被及时有效吸收，也会导致肿瘤等疾病的发生和发展。特别是那些没有规律的饮食习惯，会打乱我们的生物钟，进而损害人体的免疫系统。虽然过去有一日二餐、过午不食的习惯，但现代人多数应该按照一日三餐的规律来吃。只要一日三餐定时定量，保证饮食中包含蛋白质、脂肪、糖类、维生素、微量元素等均衡，就能对预防肿瘤等疾病有很大的好处。

## 饮食均衡

有些食物虽然是好东西，但也不能专门吃或专门不吃，要均衡搭配。很多时候人们觉得某一食物很对自己的口味，就一直吃，虽说对消化吸收可能有益，但时间长了会产生营养摄入的不均衡，不利于整个身体的健康和疾病康复。

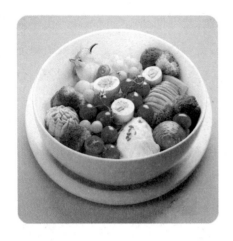

荤素搭配科学协调，不可大荤大素，或无荤无素，要多样化求均衡。有人认为太荤容易诱发癌症就全素，结果全素造成营养不良，也不利于健康。各种年龄段、各种体质和各种疾病期的人，需要有适合自己的荤素均衡。

又比如说，因为食管比较柔软，所以我们建议吃的东西要软和、精细。不要太粗糙、太烫、太冰凉、太刺激，这样可以保护食管和胃。但如果吃得过于精细、过于温和，就不利于肠道健康了。因为肠道需要一些粗纤维来清理肠道、通利大便，这样可以防止肠道发生癌变。当然，如果纤维素吃得太粗太多，就会对消化道造成伤害。所以这是一个求均衡的问题，粗细还是要结合运用。均衡问题最终涉及一个量的问题，适量永远是基本尺度，应当遵循。

## 心态良好

我们还要注意保持良好的心态，不要在吃饭的时候让情绪与心情不好。因为心情和食物都会影响肿瘤的任何进程。比如说，古代有说法认为食管癌和心情有明显关联。心情不好、情志失常易导致气机阻滞，产生噎膈（就是我们现在所说的吃不下饭的类似食管癌、胃癌梗阻的症状）。当然，这只是一种可能性，或许还会影响其他部位的肿瘤，因此我们不能忽视心理因素和饮食习惯对肿瘤的影响。怀着良好的心情吃饭对消化颇有裨益！

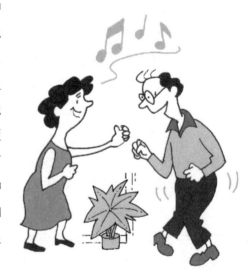

## 〔不恰当的饮食〕

不恰当的饮食是一个重要的致癌因素。这些不恰当的饮食可能是因为食物的性质或者质量有问题，也可能是因为不良的饮食习惯或者不合适的烹饪方式，等等。

从现代肿瘤流行病学的角度来看，在我们目前常见的肿瘤当中，应该有一半以上肿瘤的发生发展与我们不恰当的饮食有密切关联。俗话说"病从口入"，通常我们可能会想到消化道的一些肿瘤都和饮食有关系。比如说肝癌，可能与吃了一些霉变的食物有关，里面含有的黄曲霉毒素是强致癌物。此外，肝癌可能与喝酒加重肝硬化病情有关。再加上维生素摄入量过低，亚硝胺类物质摄入量增加，等等，都会增加肝癌的发生概率。这只是举肝癌的一个例子。同样地，比如说胃癌可能与营养不良有关，缺少一些微量元素，比如硒等；也可能与饮食不规律有关，饥饱无常，荤素不均，再加上心情不好等。其中，当然也包括是食管癌、胰腺癌和大肠癌等的致癌不良因素。

一些肿瘤可能与脂肪等摄入量过高或者烹饪方式不当有关，比如说油炸、烧烤、麻辣烫等。这些偶尔吃一次满足一下口腹之欲可以，但是经常吃就不行了。因为这些经过火焰烤炙或高温水烫、多种香辛料直接接触处理后，脂肪成分会发生变性，产生一些芳香烃化合物等物质，虽然闻上去香香的，却是具有致癌作用的。高能量饮食不仅仅会导致消化

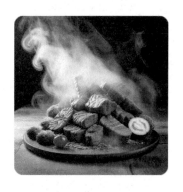

道肿瘤，还比如说像我们目前常见的乳腺癌，也可能与维生素摄入过少、脂肪摄入过多、肥胖导致雌激素水平变化等有关。同样，这些因素还有可能与卵巢癌、子宫癌等妇科肿瘤有密切关系。

## 〔忌烟控酒〕

此外，一个极其重要因素就是吸烟。香烟里面含有焦油，焦油里面有

几十种有毒致癌物质,尤其是香烟里面的一些致癌物质还容易溶于酒精。如果抽烟和喝酒同时进行,那么肿瘤发生的比例就成倍提高了。香烟不仅与肺癌、口腔癌、头颈部肿瘤、胃癌、胰腺癌、淋巴瘤等有直接关系,而且还会影响其他部位肿瘤的发生和转移。因此,香烟是一个非常强大的致癌因子,必须戒除。

我们要说的是,如果从绝对禁忌标准来看,那么我们应该远离一些明显有害的物质。比如说香烟或者是霉变如黄曲霉菌等有明显证据的致癌物以及掺杂了其他不良成分的食物,如一些含有亚硝胺类、芳香烃化合物类、重金属等物质过多的食物,当然还包括农药和化肥残留过多的食物,这些都是应该远离的。

肿瘤的发生还有可能与酒精摄入过高有关。烈性酒或者劣质酒的过量摄入实际上对于人体来说是有损害的,会造成细胞膜等结构的损伤和变性,引发如肝癌、胃癌、食管癌、口咽部癌等很多肿瘤的发生。因此,为了健康,适度控酒势在必行。

## ◈ 问题2 关于忌口 ◈

从肿瘤预防的角度来看,忌口是有必要的。就像我们前面所说的,有些食物因为对癌细胞有激发作用,是绝对不能碰的,譬如黄曲霉、亚硝胺、香烟、某些特别添加剂等。还有另一种说法,就是得了癌症以后,吃某些食物可能会导致肿瘤复发转移,这是一种忌口的说法。

坊间神乎其神的关于食物引起疾病复发的故事的主人公就是明朝开国元勋徐达。他在晚年生了背疽(类似于现代医学的细菌性蜂窝织炎),在康复的过程中,朱元璋派人送来一只卤鹅。徐达明白皇上是为了子孙的江山社稷要清除一些权重位高的老臣,便含泪当着来人的面吃了下去。没过几天,他痛疽发作而亡,之后便有了"鹅是发物"的言论。这只是民间野史传说，真相无从考证。

## 什么叫忌口

如果仅仅是对癌细胞有激发作用，就相对狭隘了。因为我们的古书中曾经有记载：凡饮食滋味以养于生，食之有妨，反能为害。这就让我们看到，所食之味有与病相宜、与生为害、与病相悖的，那么怎么区分呢？实际上，我们人体有一定的性质属性，尤其是肿瘤病人得了癌这样的疾病，中医需要通过辨证分型来论治。因为

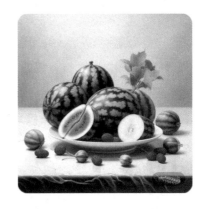

我们不同的症状，不同的体征、脉象、舌苔等归纳起来，可以把癌分成很多种，有实证的、有虚证的、有阴证的、有阳证的、有热象的、有寒象的等。鉴于这样的情况，我们还要根据食物的性味来区别对待。

食物的性味，说起来叫"四气五味"：寒热温凉是四气，酸甘苦辛咸是五味。举个例子来说，如果一个肿瘤病人，比如说像肺癌或者肝癌，他有口干、发热、舌质红、脉数、便秘等症状，我们可能就考虑他是有热。这个热，我们辨证下来，如果是实证的热，可以吃点清凉性质的食物，比如说像西瓜、绿豆、芦根等。当然这个时候要忌掉一些热性的食物，比如说像羊肉、辣椒等。但这并不代表这些食物会让肿瘤复发，只是对疾病不利，会加重症状而已。

有些病人虽然已是肿瘤晚期，但是他有虚实夹杂的证候，这些情况下是不能大补或者祛邪祛得力道大些。肿瘤治法从中医角度讲，无非也就是直接的抗肿瘤（祛邪法）和间接的提高自身免疫力（扶正补益法）两个方面。不同的证候会带来不同程度的痛苦，而不同的食物会起到不同的作用。所以最好是有一定经验的中医师或者营养科医师根据肿瘤病人的体质和疾病性质进行辨证施治，这样才能让肿瘤病人在康复道路上减少不适，甚至起到一定的辅助治疗作用，并且还能增强抗肿瘤能力。

中国的食疗博大精深。举个例子，比如说病人有气滞、气胀、腹部胀

满、腹部疼痛、不易消化还加上食欲不振等问题,此时如果还去吃一些油腻或湿重的食物,可能会加重症状,带来更多的痛苦。这就是一种需要忌口的具体情况。

## 如何忌口

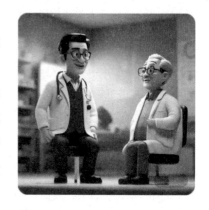

一般地说,如果病人喜欢吃什么,我们还是建议以个人喜欢吃的食物为主。中医传统所谓"以喜为补",喜欢吃的可能就对吸收利用更有利。实践证明,喜欢吃的东西,人对它的消化酶分泌等也会增加,馋得流口水就是一个现象。但是要注意量,不可偏废。

当然临床上不能忽视病人的心理状态:如果他觉得吃某样东西思想顾虑很大,心里放不下,那就不要勉强他吃,吃了不一定消化吸收;或者也不要说某样东西有抗肿瘤或补益作用就拼命吃而忽略其他食品的营养均衡之道,常吃可能也会吃腻。我们在实际生活中经常碰到说吃甲鱼对肿瘤病人好时就每天给病人吃甲鱼等,吃到后来实在受不了,反而影响了病人的食欲和消化功能,加重负担。所以我们建议还是需要保持营养物质的多样性和均衡性,要让脾胃能把各种营养物质都吸收后运化成人体所需的物质,而不是盲目地去忌口,出现偏食造成营养失衡。

一些肿瘤病人生了肿瘤以后基本上什么食物都忌掉了,只能吃米饭,甚至差点连米饭都忌掉了,那么营养物质还怎么摄入?笔者曾经诊治过一名肿瘤病人,手术之后肿瘤控制稳定,但害怕复发转移,盲目忌口到只吃四五种食物,反而造成营养不良,体质虚弱被抬进诊室。通过劝导和指导其恰当饮食,不久就恢复健康,长期如正常人般生活至今。民以食为天,如果没有良好的营养支持,结果往往会对疾病康复带来很多负面影响。

另外,忌口还有一个度量平衡的问题。也就是无论哪种食物有多大有利于肿瘤病人的治疗作用,也要掌握尺度,不能超量进食。任何过量的食物都会产生不良后果，也会损伤本来虚弱的脾胃功能，导致反受其害。宁可长期适量摄入，也不要一下子过猛，这对于人体尤其是在疾病治疗和康复期间，更要谨慎处之。过饱、过量是肿瘤病人需要避免的不恰当做法，也属于忌口范畴。

### ◁ 问题3 发和发物：肿瘤复发转移与食物有关吗 ▷

肿瘤复发转移和食物的关系是一个备受关注的话题。许多肿瘤病人在治疗后或者治疗中，担心某些食物会导致肿瘤的复发或者转移，因此对饮食有很多的顾虑和限制。然而，目前对于哪些食物会促进肿瘤的复发转移，业界并没有确切的证据和结论。下文中我们将探讨一些常见的所谓的"发物"，并分析它们与肿瘤复发转移的可能性和机制。本文所指的食物是指正常状态下的天然食物，而不是经过特殊加工或者有添加剂的食品。

#### 什么是"发"和"发物"

一般地说，"发"指的是肿瘤在治疗后或者治疗中，出现复发或者转移的情况。"发物"指的是肿瘤病人吃了某些食物后，会导致肿瘤的复发或者转移。然而，在我们的临床实践和实验研究中，并没有完全证实哪些食物，吃了以后一定会促进肿瘤的复发转移。因此，我们在这里所讨论的"发物"，只是根据一些经验和推测，提出一些可能有影响的食物，并不一定代表事实上就是这样。

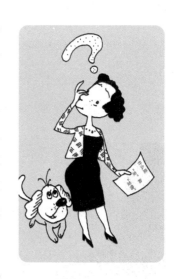

#### 有些食物为什么会被认为是"发物"

我们认为，有以下几种可能的原因。

一种可能是由于个体差异和过敏体质。有些人对某些食物有过敏反应,比如哮喘、风疹块等。这些过敏反应可能会刺激抗原抗体的生成,从而加重病情。例如有些人吃了海鲜后会发哮喘,这样的情况可能会被误认为是海鲜导致肿瘤复发或者转移,其实只是个体对海鲜过敏而已,并且只针对有潜在过敏体质且有过敏原的人。

另一种可能是由于激素水平高低和性激素相关肿瘤之间的关系。有些肿瘤与性激素有关,比如乳腺癌、前列腺癌等。这些肿瘤可能会受到含有激素的食物的影响,因为激素可能会促进肿瘤的生长和发展,甚至导致复发和转移。因此,对于这类肿瘤病人来说,要避免吃含有激素的食物,比如某些动植物饲料中添加了激素的食品,这些激素会在动物体内积蓄一部分而产生不利因子,人类食用了会间接摄入那些激素,造成复发转移风险。

还有一种可能是由于营养不均衡和饮食习惯。有些人对某些食物偏爱或者厌恶,导致营养不均衡乃至偏失,影响身体抵抗力和免疫力。譬如有些人只吃素不吃荤,或者只吃荤不吃素;有些人喜欢吃辛辣刺激的食物,或者喜欢吃生冷油腻的食物。这些饮食习惯可能会导致身体营养失去均衡,人体抗病能力降低,从而增加肿瘤复发或者转移的可能。

## 被认为是"发物"的常见食物

基于以上几种可能性,我们在这里列举一些常见的被认为是"发物"的食物,并给出一些简单的解释和回答。

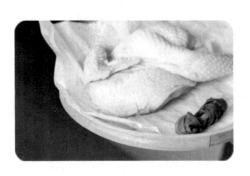

(1)鸡:很多肿瘤病人都认为鸡会导致肿瘤复发或者转移,尤其是公鸡,以及鸡头、鸡屁股等部位。他们还认为鸡蛋也不能吃。其实,我们没有查证到这样的直接证据。鸡以及相关食品是一类高蛋白质、低脂肪、微温性的食物,对于大多数人来说都是很好的补益品。它可以提供人体所需的氨基酸、维生素、微量元素等营养成分,并且容易消化吸收。

古代文献中时常提及鸡可以作为体质虚弱的病人恢复体力和健康的佳品，《神农本草经》就把它列为"上品"之物。我们现代生活中对一些手术后患者为了他们尽快康复，也经常会建议他们吃鸡肉和喝鸡汤。

当然，对于一些体质偏热或者是过敏体质的人来说，不宜多吃鸡肉或者鸡汤。

另外，我们也要注意选择正常饲料饲养长大的鸡，并且在宰杀时去除一些含有较多脂肪或者激素的部位，如鸡头、鸡屁股、淋巴结等，去除后再烹饪会让人放心些。

值得一提的是，在抗肿瘤中医药中，我们还经常用到鸡身上的一些器官作为药材，比如鸡肫内皮（鸡内金）等。这些药材都有很好的消瘀散结作用，可抑制肿瘤生长和转移、增强人体免疫力等。

（2）海货：也有很多肿瘤病人会认为海货不能吃，包括海鱼、海虾、海螺、海带等。他们认为海货含有较多的盐分和重金属，会刺激肿瘤的生长和转移。其实，这也是没有太多科学依据的。海货是一类富含优质蛋白质、不饱和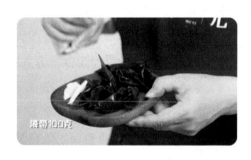脂肪酸、碘、硒等营养素的食物，对于人体健康有很多好处。比如，海鱼可以降低血脂和血压，预防心血管疾病；海虾可以增强免疫力，抗炎抗菌；海螺可以补血补钙，促进骨骼发育；海带可以清热解毒，软化血管；深海鱼油，含有不饱和脂肪酸等，能提升抗肿瘤能力。

诚然，对于一些对海鲜过敏或者有甲状腺功能异常的人来说，要适量食用海货，并且注意清洗和烹饪方式。另外，我们也要注意选择新鲜和无污染的海货，并且避免吃含有激素或者有添加剂的海货。海货的保存方式也是有讲究的，不宜时间长，要吃新鲜的。海货是很容易变质的，哪怕在冰冻的情况下也是如此。

值得一提的是，在抗肿瘤中医药中，我们还经常用到一些海产品作为药材,比如海藻、昆布、牡蛎等。这些药材归属于软坚散结的抗肿瘤中药范畴,都有很好的抑制肿瘤生长和转移、清除自由基、增加肿瘤细胞凋亡等作用。

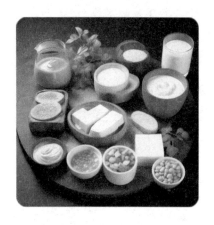

(3)豆制品:部分肿瘤病人认为豆制品会导致肿瘤复发或者转移,尤其是大豆和豆浆。他们认为豆制品含有大豆异黄酮,这是一种植物性雌激素,会刺激性激素相关肿瘤的生长和转移。其实,这也是没有太多科学依据的。

豆制品是一种富含优质蛋白质、维生素、矿物质等营养素的食物,对于人体健康有很多好处。比如,豆制品可以降低胆固醇和血糖,预防动脉硬化和糖尿病;豆制品可以提供植物性雌激素,缓解更年期综合征和骨质疏松;豆制品可以提供抗氧化剂,抵抗自由基和癌变。海带豆腐汤就是一个很好的实例,它可以预防肿瘤且调节口味。

固然,对于一些对豆制品过敏或者有消化不良的人来说,要适量食用豆制品,并且注意配合其他食物一起吃。另外,我们也要注意选择新鲜和无添加剂的豆制品,并且避免吃含有激素或者转基因的豆制品。

值得一提的是,在抗肿瘤中医药中,我们还经常用到一些豆类作为药材,比如白扁豆、赤小豆、豆豉等。这些药材都有很好的调节气血、利水消肿、清热解毒等作用,对肿瘤康复是有益的。

以上就是对常见的"发物"进行的分析和解答。总之,我们要根据自己的体质和肿瘤类型来选择合适的食物,并且注意食物的质量和数量。我们不要盲目地相信或者否定某些食物对肿瘤复发转移的影响,而要科学地理解和运用食物的营养价值和药理作用。

## 关于腌制食物和荤素搭配的补充说明

笔者有时候会介绍一些腌制食物,偶尔吃一点可以解馋,也很有风味。比如说,有时候会推荐病人难得吃一道"雪菜黄鱼羹"或者"雪菜黄鱼汤"来改善一下口味，打打牙祭。很多病人就会问，你们不是说不能吃咸菜吗？咸菜里面盐分过多，有亚硝胺盐，可能会促进肿瘤的发展，而且黄鱼又是海产品，可能是发物。

对于这样的质疑，我会回答他们说，如果你心里有疑问或者不放心的话，就不要吃。毕竟腌制食品因为含有亚硝酸盐类等不良因子，的确是国内外公认的有致癌风险的物质，是众多营养文献和指南提出需要规避的风险。从健康饮食的角度看，这类食物不是所谓的绿色食品，少碰为好。但是我觉得一年里偶尔吃几次，少量地吃一点，调调口味，不会因为这么一点点的摄入量就导致肿瘤的复发或转移，"雪菜+黄鱼"在我看来是绝好的搭配。至少我们人类自身的免疫功能，在康复期间恢复得不错的情况下，还不至于被这么一点点的东西打乱了整个免疫系统。

食疗的方法多种多样。而且不仅有食疗，还有一些特定的营养搭配来辅助我们在日常生活中抗病，增进营养。只要你搭配得当，只要你所喜欢吃的东西能够在适度适量的情况下选用，尤其是我们提倡的新鲜食物含有较多维生素和微量元素，那么大家的健康膳食和饮食是有很好保障的。

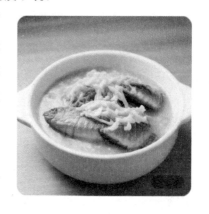

同时，荤素搭配也是我们所提倡的自然饮食方法。一般地说，如果想能够在治疗期间扛得住抗肿瘤治疗，我们还是建议根据年龄和吸收能力，把荤素食材做一个简单的调配，这样会更加科学一点。消化功能不好的话，营养不能一下子摄入太多，荤素搭配我们建议3∶7或2∶8。如果确实还需要很长时间的抗肿瘤治疗，并且需要有很好的营养摄入，我们建议荤素搭配可能要增加到5∶5或随症调配。这种情况是在临床中可以灵活运用的，其中还要根据个人喜好做适当修正。

总之，菜谱也好，吃饭也好，都是日常生活的重要组成部分，我们可以灵活掌握。此外，还要看我们能够在菜市场里随手买到什么东西，而不是

## ◈ 问题 4　肿瘤不同治疗时期的食疗 ◈

肿瘤的治疗有众多方式,如手术治疗、放射治疗、化学药物治疗、介入消融治疗、靶向治疗、免疫治疗等。而食疗也是一个重要的辅助治疗方式,一方面是因为食疗不是抗肿瘤的主要治疗手段,几乎不会有人罹患了肿瘤,不去应用药物或其他治疗方式而单纯靠"吃吃喝喝"——食疗来治疗;另一方面,没有食疗来"支撑"人体的营养,几乎没有一种肿瘤治疗方式能进行下去的。

从中医的角度看,食疗的作用包括:增加人体的必需营养素摄入,调整躯体各项指标的均衡性;提高人体对内外环境的适应能力以及整体的抗外邪、内邪的力量,尽量适应各种抗癌治疗,使病人逐步康复。这是病人长期生存的物质基础。

以下简单介绍一下在抗癌治疗时,运用食疗的作用特点。

### 中医药治疗时的食疗

食疗和中药的应用,都是在中医理论指导下进行的。因此,他们的治疗原则、治疗目标应该是一致的,往往没有传说中的冲突、违和。

所谓一致,当然也有多种方式。诸如,中药以补益为主时,食疗也可补益。或者,中药的补益以滋阴为主,食疗也可以滋阴,或者另用补气不伤阴的食品。中药补益时,食疗的食品可以兼具开胃、运气,增加可食性,以取得辅助治疗的效果。

同样,中药以清热解毒抗瘤为主者,食疗或可用清热的食品,也可根据需要用补益、软坚散结的食品,这样可以相辅而相成。

大部分的情况下,中药与那些平时吃的萝卜、茶叶等是没有拮抗的,而且这些本身就是肿瘤预防和治疗的佳品,具体只要询问一下开中药处方的中医师就可以了。

有的时候医生会额外提一句,服用中药时可能需忌辛辣、生冷食物,这也是因人、因时、因地而异的。

### 化疗时的食疗

化疗药物的应用,一般都需要病友依据化疗的要求足量足疗程完成。与根据中医理论辅助进行的食疗相互配合,也很有必要。

这个时候食疗的应用,首先在于使病人能有充足营养和体力坚持完成整个治疗疗程。也就是我们常说的周期,大部分的病人需要4~8个周期或更长。这就需要病人要保持食欲吃好饭,或在治疗后即使有副作用能很快恢复食欲,以备之后的治疗与康复。

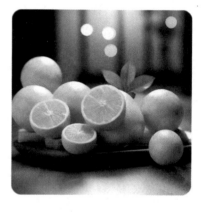

化疗最常见的反应是恶心、呕吐、胃口不好,当然还有某些血象的降低。辅助进行的食疗,其作用是降低恶心、呕吐的发生率,或者血象降低等能尽快恢复正常水平。近年来,在减轻化疗副作用方面,有不少新品种的西药,疗效的确较过去为好,但食疗仍不失为价廉物美的好方法。

比如有恶心或者轻微呕吐,可以嚼点生姜(汁),最好是像酱菜一样酱过的生姜,既去掉了生姜的辛辣,又增加了止呕的效果。在没有高级止吐剂的年代,这便是最好的"灭吐灵"了,不亚于西药甲氧氯普胺(胃复安)的功效。

另外一些芳香的佛手、金橘等泡茶也是有一定效果的,芳香醒胃,沁人心脾。

需要开胃时,吃点山楂、萝卜、乌梅、柠檬等,也是不错的选择。一般酸性的、略咸的食物都能增加食欲,也能补充一些流失的电解质。

血象低,尽可能吃点蛋白质含量高、质量好的食物,鱼、虾、黄鳝、泥鳅等是首选,配合补铁的鸡鸭血、动物肝脏等。原则上以补益气血、补肾填精为主。加些人参、黄芪、大枣等制成食疗药膳更妥。有时候病友会自制八

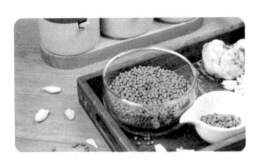

宝粥(不限于八样食物,或多或少),也是增进疗效的手段。

近年的靶向、免疫药物治疗盛行,常有一些特殊的副作用,例如皮疹、手足麻木、蜕皮等表现。食疗时通常佐以养阴(滋阴)清热食物为主,兼具补气血功用,饮用绿茶、绿豆汤、金银花露、木瓜水以及选食猪爪等可以改善症状。

如果有发热,清水豆卷、绿豆煮汤、凉拌豆腐等都是行之有效的食疗方。

## 放疗时的食疗

放疗亦称放射治疗,一般被认为是一种局部治疗方式,也有少数全身治疗者。

放射治疗的副作用,一般视放射部位不同而不同。比如头颈部放射治疗的,常常是口咽部的症状为主;妇科肿瘤或者腹腔肿瘤的,以肠道症状为主;胸部放射治疗的,以呼吸道症状为主。有时也有全身的影响。

放疗对全身的影响,多数较化疗的副作用轻。譬如恶心、呕吐、胃纳不振,可应用开胃、止呕、帮助消化的食品。乏力,则吃些补益的、高质量肉类为主的食品,但不要影响消化吸收。

局部反应基本都在放射区域。例如口腔咽喉部的黏膜反应,如糜烂、充血、水肿、疼痛、口干等,可常选些凉性的食品或果汁,如西瓜、黄瓜、枸杞、梨汁、甘蔗汁、菊花、薄荷、芦根等。冲泡绿茶,待凉后,时时含漱,饮用亦好。病人还会用枸杞、金银花煎汤代茶常饮。一般都要饮用一段时间,直到症状改善。

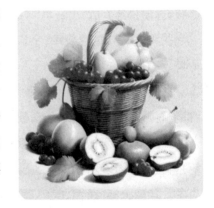

肠道的副作用也常见到，有腹痛、腹泻、便血等。可选用一些健脾的食品，如薏苡仁、白扁豆等，常可选用糯米粥、藕粉、陈皮之类，对腹泻有益。也可常喝一些如酸梅汤，用乌梅煮水（不放糖）饮用，对腹痛、腹泻、便血有一定作用。选食米苋、茄子、荠菜、马齿苋、蒲公英，对便血也有作用。

还可用冷粥汤灌肠，直肠黏膜反应较严重而有糜烂、出血时，直接灌肠效果尚好，有修复局部黏膜作用。

膀胱区接受放疗后的损伤，可出现尿痛、尿血、尿频等症状，可多饮绿茶，吃些绿豆汤，或用蚕豆花、车前草、竹叶泡茶饮用。多饮之后，小便量增加，可抗炎、减轻症状。

涉及胸部的放射，会有放射性肺炎出现如发热、咳嗽。竹沥、萝卜、梨等可用于化痰止咳，蜂蜜可润肺。用腊梅花泡茶饮用，有利于镇咳。

藕或藕汁、淡菜对血痰有益。蚕豆花、白茅花泡茶饮用对止血也有好处。

## 手术治疗前后食疗

一般在手术治疗前，视不同手术需要，选择可增强体质的食品，或改善症状，或配合做肠道准备等。手术前有的病人有思想顾虑，心神不宁的，可以用一些百合、莲子心、玫瑰花煮粥汤等安定情绪。一般临近手术都要禁食，做肠道清洁准备。

手术后，如为根治性手术，术后可用增强体质的食品为主，以有利于恢复体质。并适当进食软坚类食品。多数手术后的病人，都有气血亏损，可以进食补益气血的食品。最初以流质形式，如水果汁、蔬菜汁、粥等，可选择山药、赤豆、薏苡仁等，逐步加鸡鸭血和富含动物蛋白质的食品。术后如有感染，也可辅助选用清热解毒类食品，如菊花、金银花、蒲公英等。

## 其他治疗时的食疗

近年采用较多的治疗方式，如介入治疗，也是一种局部治疗方式。

一种是在动脉中应用化疗药物和/或碘油等栓塞剂治疗。在治疗后，可

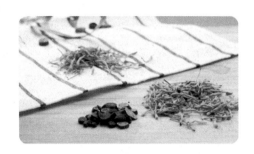

有发热。食疗可以清热解毒类食品为主辅助止痛食品,例如金银花、蓬蒿等。

一种是在 B 超或 CT 引导下,将酒精或其他药物直接注入肿瘤组织内。这类治疗副作用不大,食疗可按平时喜好进行,可以加用些理气止痛的佛手、香橼等食品。

另有所谓消融、射频治疗可能有肝功能损伤,食疗以清热解毒、补益类食品为主,河蚌肉是较理想的食疗品。

此外,各种"加温"或"冷冻"治疗,都是局部治疗。视所治疗部位如有程度不同的损伤,食疗方式基本同上文。

现在肿瘤治疗的手段大多呈现多样化、联合进行,比如手术加化疗、化疗加放疗、化疗加靶向加免疫等,所表现出来的症状与体征也是各不相同。通常此期间的饮食,原则上以食物的多样性和适应性为选择基础,以扶正补益为支撑,以养阴清热(大部分有中医所谓的热毒反应)为辅佐,以健运可口为导向地运用食疗是传统正确的方式,无需刻意和拘泥,可以灵活化裁。

## ◈ 问题 5 肿瘤康复了怎么吃 ◈

康复,实际上包括两个概念,一是人体完全摆脱肿瘤,不再复发、转移,而长期生存;二是在一定时期内,人体和肿瘤共存,或者在组织形态上已无肿瘤存在,但仍有潜在的复发、转移可能。无论何种情况,食疗在其中,都有重要价值。

当肿瘤病人经过一定的治疗后肿瘤消失,且长期无复发、转移,当属治愈。在这期间,饮食以富于营养、增强体质为主并慢慢回归正常的均衡饮食,而不是为所欲为的胡吃海喝或刻意寻求所谓的抗癌物质食用。

经过治疗,肿瘤得到控制,但未消除转移复发的可能,当长期随访。饮食可以选扶正、软坚类食品为主。根据情况,亦可用清热解毒、活血化瘀类食品。各类食物都有其食用价值,不必严加限制,否则会导致营养不良,对肿瘤的巩固治疗不利。原则亦是均衡膳食、有利有节。

康复期的食物选择有很多,现略挑选一部分做简单介绍。

## 软坚散结类

以水产品为主,尤其是海洋生物是其重要来源,如海蜇、海带、海参、牡蛎、鲍鱼、章鱼、乌贼、带鱼、鲳鱼、黄鱼、海虾、发菜(养殖)、苔条等。其他如莼菜、芋艿、荸荠等。

## 活血化瘀类

蟹、山楂、葱、豆腐、芹菜、菠菜、黑鱼、猪脚爪、玫瑰花等。

## 清热解毒类

绿豆、丝瓜、茭白、茄子、黄瓜、西瓜、冬瓜、水芹、米苋、马齿苋、马兰头、苦瓜、鲤鱼、河蚌等。

## 补虚类

补虚类的食物不胜枚举,但总体原则是不影响消化吸收并且能够食得下,而不是盲目地一定要十分滋补的食品。特别是肿瘤治疗后的恢复初期,胃口尚未开,基本以清补为主,待脾胃功能正常后可以适可而止地进行滋补。

常见的食物有甲鱼、乌龟、鸭子、蹄髈、牛奶、冰糖、甘蔗、燕窝、鸡、桂圆、牛肉、猪肉、黄鳝、鳗鱼、扁豆、山药、青鱼、各种虾类、各种蛋类,营养丰富,有扶正防癌之功效。

一些病友和家属告诉我,每天犯难的就是不知道去菜场超市买啥好吃的,这个不是,那个也不行,实际大可不必。在选择购买、烹饪食物时无需天天想破脑袋今天要吃软坚散结类,明天要吃活血化瘀类,后天要吃清热解毒类。这般吃法完全脱离了享受美味的本意,也非肿瘤治疗所提倡,其基本框架依然是在营养均衡的前提下,根据自己喜好的口味选用,况且现在食物丰富多样,总归有你喜欢的。

## ◈ 问题 6　防癌食物有哪些 ◈

在平时的菜谱中,读者朋友们可以每天翻着花样地加入一些预防癌肿的食物,无论从心理上还是实际口感上,都会改善饮食结构,达到养生、预防癌肿的作用。

很多病友希望我能够介绍一些这样的食物,但自然界中的食物数不胜数,无法尽数讲述,现选择几类罗列其下。

**蕈类菌类食物**

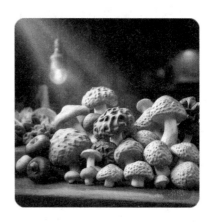

如香菇、平菇、猴头菇、木耳等,含有多糖和多肽成分,是预防癌症与抗癌变、提高免疫的较佳食物。且含有大量氨基酸,味觉鲜美,容易与其他食物搭配。尤其是与荤菜相配,不但能改善口味,又可满足食欲。

**十字花科蔬菜**

如卷心菜、花菜、芥菜、黄芽菜、荠菜、萝卜、白菜、油菜等,含有吲哚类化合物等抑癌成分。这些又是容易获得且可以长期食用的食物,是日常生活中不可或缺的。

**绿色蔬菜**

菠菜、芹菜、苋菜、蓬蒿菜、葱、韭菜等,含有丰富维生素、蛋白酶抑制剂,能较好地减弱细胞氧化、变性,是防癌抗癌不错的食物,也是家常食物。

如大蒜、薏苡仁、胡萝卜、土豆、茭白、藕、山药、番茄、豆腐、扁豆、豇豆、蚕豆、豌豆、豆芽、豆苗、枸杞藤、海带、山药、黄豆、玉米、无花果、莼菜、淡菜等，都是可供平时选择的。

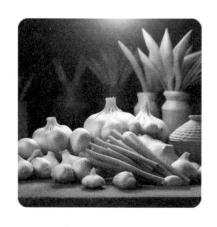

**特别提醒**

读者朋友们可不要看这些食物能够预防肿瘤和抗癌就迷信，要放正心态，合理调配才是王道。打个比方，有实验证明大蒜中的大蒜素可以有效地抑制肿瘤，临床上就有病人每天吃好多大蒜头，且不说口气味道，多吃几天口干舌燥、眼部不适和口腔溃疡就会出现，肿瘤未预防好，并发症倒是出现了，得不偿失。

## ◈ 问题7　常见并发症对症食疗 ◈

在肿瘤病人治疗和康复的过程中，难免会出现一些不适的症状，同样在很多情况下并不一定需要用药物去治疗，毕竟"是药三分毒"，有时候利用食物的特性也可以缓解症状，进行对症治疗。当然，有真正严重的症状还是需要去医院由医生诊治的。

不少食品，对肿瘤病人常见的症状，都有一些对症治疗作用，不能一一详述，仅举数例如下。

**可止咳化痰的食物**

（1）萝卜：以空心白萝卜为好，可榨汁，或放冰糖、川贝同炖。萝卜烧熟，去了辛辣味，口感提升，还可理气利水；白萝卜的皮作用更甚；现在市面上还有青白萝卜更加脆口，可当水果吃，功效不减。

（2）生姜：也有化痰作用，可用于寒痰不爽，可加竹沥、竹茹，用于治疗热痰（咳吐黄痰，气喘，心胸烦热闷痛，发热口渴，小便短赤等）。

（3）梨：可用于热痰，阴虚干咳无痰可加冰糖、乌梅、贝母同炖。

（4）鱼腥草：既可以生吃，又可以烧熟做菜，对有痰的咳嗽更显效，尤其是黄痰。

（5）芥菜：也有化痰作用，加醋止咳作用增大。还可口，通常以熟食的效果好，但不宜多食。

（6）腊梅花或枇杷花泡茶：慢慢呷饮，可芳香止咳。若加用薄荷需新鲜的，可利咽止咳、清凉润肺。

（7）枇杷叶、天竺子：煮水服都可以化痰止咳，不亚于大多数止咳化痰成药。

## 可止血的食物

（1）藕节、荷叶：对咯血、上消化道出血效果较好；特别是炭制的更好。一般在消化道出血恢复初期，建议先用稀薄的藕粉羹（不放糖），可养胃止血，可代替流质食物。

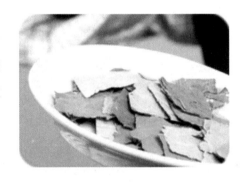

（2）侧柏叶：能治疗各种出血，凉血止血作用以炒炭更强。

（3）米苋、马齿苋、马兰头、荠菜：对下消化道出血疗效好。

（4）鲜竹叶、车前子、鲜芦根：对泌尿道出血疗效好，煎汤代茶喝简便易行。

（5）乌贼骨：对局部或者表面出血疗效较好，有时候出现伤口直接将其粉末撒上即可；也可碾粉吞服。

## 可开胃、消胀的食物

（1）橘皮或金橘、白豆蔻、西柚、佛手、砂仁：都可泡茶，芳香理气，消胀开胃。

（2）山楂：尚有消食的作用,其中生山楂酸性大、开胃,焦山楂消荤菜食积力道大。

（3）鸡内金：开胃,可消除各种食积,有软坚散结作用。

（4）六神曲：消面食为主,消除腹胀。

（5）胡椒：有醒胃理气作用且能化痰,只是略辛辣。

## 可通便的食物

西瓜、香蕉、蜂蜜、生梨、杏仁、松子仁、核桃仁、冬瓜子、麻油,都有润肠通便的作用。当然大部分绿色长纤维蔬菜也有该功能,就不一一举例了。

## 可止泻的食物

（1）薏苡仁：可以止泻抗癌,颇为常用。

（2）山药、芡实、扁豆、茯苓：治脾虚泄泻(手足冷,倦怠,不思饮食,食后脘闷不舒,完谷不化,大便时溏时泻)。

（3）车前子：利尿止泻。

前面所述止泻食物都以炒制后的止泻作用更强。

（4）石榴皮、杨梅酒、乌梅、葛根、干姜：也是很有效的止泻食物。

顺便说一句,细菌性痢疾的泄泻要除外,不适合收涩止泻。

## 可利水的食物

（1）西瓜、西瓜皮、冬瓜、冬瓜皮、白萝卜、赤小豆、车前子、生姜皮、五加皮、茯苓皮：都是常用利水食物,可谓食物中的利尿剂。

（2）玉米须：也能利尿,对糖尿病病人更佳。建议煮好玉米的汤水不要轻易倒掉,可当茶水喝,甘醇养生。

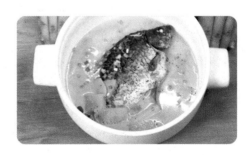

（3）鲫鱼或鲤鱼加葱煮汤：既补充了蛋白质又可利尿,在改善

口感的同时也去除了水湿。通常用于少量积液或水肿。

（4）鲤鱼或鲫鱼或黑鱼或黄辣丁煮汤，加白萝卜（空心更佳）或冬瓜（皮）、车前子：每每会增加尿量，改善症状，屡试不爽。

### 可止吐止呕的食物

（1）最好的莫过于生姜或姜汁：对恶心、呕吐极其有效，酱制后的生姜会更有效，还能去除辛辣之味。

（2）柠檬汁、酸梅汁：也有止恶心、呕吐作用，但不宜过浓。

### 可防止血细胞减少的食物

（1）羊肉、牛肉、灵芝、黄鳝、泥鳅、鹿茸片、阿胶、大枣，以及动物的内脏，不过大部分食物偏热性，有的比较厚腻，需要注意。

（2）山药、芡实、桑葚子、枸杞子：也有类似作用，会较温和，可常吃。

## 问题8 有哪些传世食疗方

中国人自打上古时期就对食物有了深刻了解和探索，"神农尝百草"就是反映出药食同源的自然演化过程。换句话说，大部分的中药实际是从其当食物开始的：首先是人类生存必需或具有营养可以安全食用，然后在长期的应用过程中发现对某些疾病或者症状有一定的辅助治疗作用。比如说糯米、生姜、大枣、大蒜、杏仁等本身就是食物，但糯米兼具滋阴养胃、生姜散寒止吐、大枣养血补血、大蒜发散杀虫、杏仁利肺平喘等药用功效等。

《黄帝内经》中谈到对疾病的治法"药以祛之，食以随之"的理念，认为"五谷为养，五果为助，五畜为益，五菜为充"，不难看出古人早就把日常的食物做了梳理来作为我们养生抗病的基础。《神农本草经》之后的书籍中也有众多的与食物相关的经典名方用于治疗疾病，当然我们现在也可以用于治疗癌肿和相应症状。众所周知，李时珍《本草纲目》中的药物分类中就列举了一些谷物、菜蔬为药的食物，比如白薯或红薯、豌豆、韭菜等，均有详尽的阐述。

为了让读者朋友们有直观的理解，笔者列举 8 个传世食疗方来说明食物对辅助治疗肿瘤的一些益处。

## 保和丸

本方见于元代朱丹溪的《丹溪心法》，这首经典名方一直沿用至今，是中医常用于各类消化不良的成药。在肿瘤及其治疗引起的消化不良、胃口不好时也常应用，可以起到消食开胃的功能。市面上有中成药在售，有大丸和水丸等品种，可酌情选购。

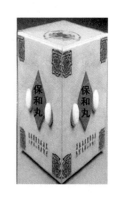

方中主要有神曲、山楂、陈皮、莱菔子等，不少本身就是食品，这些食品也可单独应用，或用于理气，或用于消食。譬如陈皮、莱菔子理气顺气，山楂、神曲消散积食，成方之后作用更强。

（1）山楂：再介绍详细点，如山楂原本就是食品，有开胃、消食、化瘀的作用。中医认为，山楂特别对"消肉食"有益。肿瘤病人，特别是消化道肿瘤病人，有时吃了高蛋白质、高脂肪的东西，出现了腹胀不消化，食用山楂可帮助消化。肿瘤治疗时，有时会引起腹泻，山楂炒焦煎汤饮用，开胃而有止泻作用。山楂尚有活血散瘀的功效，对高血脂患者等有很好降脂作用，还能解腻。

（2）莱菔子：即萝卜子，可消食化痰，对于消化不良、腹胀和/或咳嗽多痰者，食用较佳。读者不用担心会解其他中药的疗效，一般不会和其他中药相抵触。在这里可以讲个故事给大家听，古时候有钱人以为吃人参可以补气养身而且长生不老，就大量食用，不想长期服用剂量过度，造成气机壅塞，反而胀闷难忍，郎中就开出莱菔子来顺气通便，缓解症状。结果大家误认为莱菔子是解中药疗效的，实际不然，知道了这个典故读者们就可以放心了。

（3）神曲：是用面粉或者麸皮加一些食物发酵而成的，可以帮助消化，尤其是面食吃多了造成宿食不化有很好的效果。过去小孩子吃撑了，就是用它来解救的,还会用鸡内金磨粉加入增效,特别管用。

### 橘皮汤

这是汉代张仲景的《金匮要略》中的食疗方,本方最简单,仅二味,即橘皮和生姜,是专门用来治疗胃寒造成的胃痛、呕吐的暖胃方,据原文记载"下咽即愈"。在现代肿瘤病人对症治疗中也是极具治疗价值。

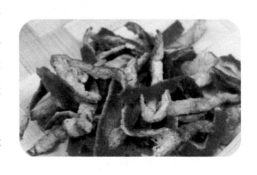

（1）橘皮:即橘子皮,能理气、止呕、开胃。旧时民间常用橘子皮泡水代茶饮用。肿瘤病人见胃口不好,有些腹胀、恶心时,饮用后可消胀止吐,简便实用。连在橘皮上的橘络可以一起食用,有行气通络、化痰的功效。也可用陈皮替代。

（2）生姜除发散风寒外,止呕甚好。过去化疗时没有强力的止吐剂时,常用生姜来当止吐药,相当有效果。

生姜可榨汁少许吞服,止呕化痰。在化疗中欲呕时,也可嚼生姜少许,有一定的帮助,酱制过的疗效更佳。

在《金匮要略》中,张仲景还用生姜定制了一道名方"当归生姜羊肉汤",在冬季更受欢迎,有温中补虚、祛寒止痛的效果,为后世称道,常用常新,是食疗药膳中的典范。

橘皮和生姜组合对一些腹部放疗以后出现的肠炎,或者受冷后拉肚子也有不错的止泻功效。

### 葱豉汤

本方出自晋代葛洪所著《肘后方》。本方两味药品,即葱白和豆豉,这在生活中是常见的食品,然而在中医临床上,葱和豆豉都颇有药用价值。

本方首先有一定的开胃止呕作用,对于一些放化疗后略微有些恶心、烦心的病人可以有止呕、除烦的效果。

另外，它在肿瘤治疗过程中的应用主要是针对一些癌性发热。癌肿病人由癌肿或癌肿相关原因引起的发热，称之为癌性发热，是个颇为难治的症状。癌热的表现形式多种，其中有一类表现为恶寒甚或寒战，其后发热不出汗，可试用葱豉汤来发散退热。

葱豉汤一般常用于因感受风寒而引起的感冒，具有发散风寒之邪的作用。癌热而见于以上形式者，颇似受风寒之邪，借以葱白、豆豉发散，有时可"汗出而解"，且同时解除一些因发热而造成的心烦不适。

豆豉除了清热除烦功用外还有消食开胃、降压降脂的作用，既是中药又是食物，还是调味剂，能在做菜时增添鲜度，替代味精。

现代生活中，人们在淋雨着凉后发寒，煮上一碗葱白汤（葱白连根须）趁热喝，也可以马上改善症状。

#### 五皮饮

五皮饮在不少古代医家的处方中都有应用，但其组成不尽相同，这里引用的处方出自宋代官修方书《太平惠民和剂局方》。本方现代应用的主要功效是理气利水，对腹腔积液、胸腔积液有一定疗效。

方中主要有五加皮、生姜皮、茯苓皮、地骨皮、大腹皮，原方过去是研制成"散剂"应用，也称"五皮散"，后世的五皮饮，仿此应用，改成煎剂，用不同的剂型达到治疗效果。

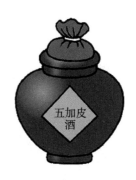

（1）五加皮：常为药用，可以有祛风湿、强筋骨、消水肿的作用，在饮食中用到的是五加皮酒，可以治疗关节炎引起的疼痛不适。过去经常看到有老寒腿的老人喝五加皮酒，可祛散风湿、通经止痛。

（2）生姜皮：就是普通的生姜之皮，可以祛寒利水。如果要利水消肿，生姜皮比整块生姜要好。

（3）茯苓皮：可健脾利水，生活中常用来泡茶喝以祛湿消肿，或做成茯苓饼当点心。茯苓皮的利水作用比茯苓强。茯苓内芯里还有茯神,可以健脾安神,帮助睡眠。

(4)地骨皮:是枸杞的根皮,有清热养阴、利尿的作用,可以用在糖尿病病人的脚肿上,也可以用于一些低热病人,是缓解肿瘤病人许多症状的常用药物。

(5)大腹皮:是槟榔的果皮,有行气消肿的功效,对腹部积气、积液颇有效。槟榔在有的地区是作零食吃的,但有研究发现常嚼槟榔有致口腔癌风险,要注意少吃点。

虽然现代五皮饮的应用已不是采用原方,而是为了理气利水的效果佳,常用冬瓜皮、西瓜皮、茯苓皮、陈皮、桑白皮等,原理和目的是一样的,主要是为了消除各种积液,如肝癌、卵巢癌、肠癌、胃癌、胰腺癌引起的腹腔积液,以及乳腺癌、肺癌引起的胸腔积液,常可有效。其中,冬瓜皮、西瓜皮清热利水,陈皮燥湿利水,桑白皮清肺利水。

## 五汁饮

本方源自清代吴鞠通的《温病条辨》。

五汁饮原用于温病之后的热灼津伤、口渴等不适症状,起到生津止渴、润肺利咽、清热解毒作用,现代中医常用于阴虚有热的口干、口腔溃疡等症状。

五汁饮取自五种新鲜食材的汁液。原方用梨汁、荸荠汁、鲜苇根汁、麦冬汁和藕汁来养阴润燥。其中,除麦冬是药品外,其余均为食品。麦冬新鲜者,现已少见,很难取汁。梨汁、芦根汁以养肺阴为主。荸荠汁、藕汁以养胃阴为主。本方可代以时令果汁,适用于口渴、口干和食管癌以及头颈部放疗后常见的进食困难者。

仿照五汁饮的方意,在肿瘤康复期,可代以杨梅汁、乌梅汁、西瓜汁、黄瓜汁、绿豆汤、石榴汁等,可养阴清热,缓解相应症状。

为了改善营养状况,也可以化裁仿照五汁饮用鸡汤、鸭汤、肉汤、牛奶等随症加减(单用或多用),注意撇去浮油,变成清淡鲜香的汤水,以开胃和增加营养。

{ 鲤鱼汤 }

本方出自元代忽思慧的《饮膳正要》。主要用料有鲤鱼、葱、姜、胡椒、芫荽和中药荜茇等。

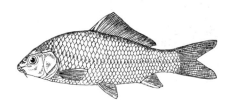

（1）鲤鱼：有利水、退黄疸作用。肿瘤病人有因肝功能损害而有黄疸或少量腹腔积液者，可以食用。其食材特别容易得到，中国的大部分淡水区域都有，繁殖生存力强，烹饪方法简便，营养丰富，口味颇佳。

在黄河流域的一些地区，鲤鱼多且肥，口彩也好，"鲤鱼跃龙门"就是从中而来。但在我国南方如长三角地区，食鲤鱼者不多，经常食用的有鲫鱼、黑鱼、青鱼之类。珠三角地区多用鲮鱼取代。

值得一提是仿鲤鱼汤而成的鲫鱼汤（辅料可增减，可参照前文"30、鲫鱼冬瓜汤"），对于各种肿瘤或低蛋白血症引起的腹腔和胸腔积液以及水肿，疗效甚好，是临床实用药膳。鲫鱼健脾利水，肉质细腻，蛋白质含量高，汤浓味鲜，易为病人接受，加入冬瓜、萝卜等效果尤佳。

（2）葱、姜：能够调味，而且可以协助治疗。葱、姜也有一定的利水作用，协助退黄。葱白和姜皮可以放在一起用，不用舍弃。

（3）芫荽：即香菜，具独特的香味，可以减少鱼的腥味，且有一定的发散作用，对一些感冒、胃口不好的病人有益。同时，香菜还有理气止痛、利尿消肿、透疹排毒的作用，有时候发风疹可以吃些香菜。

（4）荜茇：是中药，但有时调料中也用，具香味，可理气止痛，对胃寒疼痛的效果好，加上胡椒也是同样原理，并有提鲜去腥作用。

{ 千金苇茎汤 }

本方出自唐代药圣孙思邈的《备急千金要方》。

方中用苇茎，相当于现在常用的芦根，可以药食两用，养阴化痰。还用

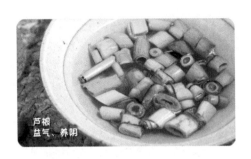

芦根
益气、养阴

了薏苡仁、冬瓜仁和核桃仁,其中薏苡仁、冬瓜仁也是药食两用,健脾利水;核桃仁可药可食,活血化瘀为主。与其说是一张药用处方,不如说是一张食疗良方。

本方适用于肺热、肺痈有咳痰,以黄脓痰为主的肺部疾病造成的症状,20 世纪 80 年代前常用于肺脓疡治疗,现如今同样适用于一些肺癌病人的治疗与食疗。对于那些老年肺癌、食管癌,特别是放疗后有痰多现象的病人颇为有用。

抑或可以加鱼腥草,增加化痰的力量。鱼腥草别名折耳草,在西南地区是家常菜肴,常凉拌。

如有夹杂痰血,芦根本身也有一定止血作用,另可加入仙鹤草等。仙鹤草也常有食用者,有的地区把它当作脱力草,有补益而止血作用。因它长于田间地头,农民干活累了,用其煎汤代茶缓解人困乏力现象而得名,可谓草药中的"人参"。

新鲜的芦根养阴生津的力道不错,对口咽部放疗产生的口干舌燥、溃疡疼痛,煎汤代茶饮很实用。也可直接榨汁去渣喝,加甘蔗汁等口感更佳。

### 白凤膏

本方出自元代葛可久的《十药神书》。

白凤就是白鸭的美名。把白鸭宰杀去毛洗净,挖去内脏,加入大枣肉,另可加入一些健脾的中药,可作药膳食用。沪上名菜"八宝鸭"、淮扬菜经典"葫芦鸭"就是其改良的菜肴。

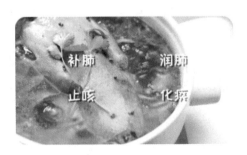

补肺　　　　润肺

止咳　　　　化痰

白鸭养阴润肺,大枣健脾补血,有助于肺癌或者其他病种病人康复期的体力恢复,以达到补益强体的效果。

肿瘤病人不排斥鸭，所以临床上用鸭子来改善营养的烧法很多，有汤、煲、蒸、卤、烤、煸等。其中鸭汤是最常用的方法，做鸭汤的鸭子一般多以老鸭（三年或以上）为主，做出来味道醇厚，营养丰富，补虚力道强。体质虚弱者，还可加入西洋参、白参等增进疗效。食材的多少根据食者口味与体质调整。可参照前文"1、来福老鸭煲"。